COACHING NUTRICIONAL

La Nueva Herramienta para Alcanzar Tu Peso Ideal

Geraldine Sanguino

Primera edición

Categoría:
Autoayuda. Nutrición. Peso Ideal. Coaching Nutricional. Empoderamiento. Perdida de Peso. Adherencia al tratamiento nutricional. Cirugia Bariatrica. Dietoterapia. Obesidad. Sobrepeso.
Colaboradores:
Servicio de publicación ACE - ACCA

Reservados todos los derechos.
Queda rigurosamente prohibida, sin la autorización escrita del autor del *copyright*, bajo las sanciones establecidas por la ley cualquier forma de reproducción, distribución, comunicación pública o transformación de esta obra.

ISBN-13: 978-1540334114
ISBN-10: 1540334112

©Geraldine Sanguino, 2016
Web site: www.geraldinesanguino.com
Correo: drageraldinesanguino@gmail.com
Skype: drageraldinesanguino

AGRADECIMIENTO

Agradezco a la Academia de Coaching y Capacitación Americana, por la oportunidad que me brindaron para el desarrollo de este libro.

A mi mentora y Directora del curso Coach de Salud Integral, Irisz Császár, por darme la bienvenida al mundo del Coaching y por guiarme en mi proceso de autoconocimiento, redescubrimiento y crecimiento, desde el ser, como mujer y como ser humano.

A mi tropa, Paty, Gae y Brandon Jesús, quienes, con la energía típica de los adolescentes y el amor puro de un hijo de cuatro patas, me acompañaron en mis desvelos, día tras día, hasta culminar la última página.

A ti, quien me impulsó a obtener la certificación de Health Coach, quien creyó en todo mi potencial, aun cuando era desconocido por mí; quien me amo desde la esencia y desde la adversidad.

ÍNDICE

AGRADECIMIENTO 5
PRÓLOGO 9
INTRODUCCIÓN 13

Capítulo 1 19
CONOCIENDO EL COACHING - COACHING NUTRICIONAL 19

Capítulo 2 25
¿Soy el único (a) a quien le cuesta seguir un plan nutricional?
.... 25

Capítulo 3 31
El Coaching Nutricional es para ti 31

Capítulo 4 63
Estudio. Comparación de Casos Clínicos 63

Capítulo 5 67
Incluyendo Coaching Nutricional en la consulta médica y en tu vida 67

CONCLUSIONES 75
BIBLIOGRAFÍA 77
ANEXOS 81
SOBRE EL AUTOR 87

PRÓLOGO

La Obesidad desde mi propia experiencia

La Dra. Geraldine Sanguino, autora de éste libro, es una profesional integral, Médico Cirujano graduada en la Universidad Central de Venezuela, y Especialista en Nutrición Clínica de Adultos de la Universidad Simón Bolívar. Ambas universidades de las más reconocidas en Venezuela y América Latina. Geraldine siempre mostró vocación e interés por servir y ayudar, su pasión por la medicina, la llevó a superar grandes retos profesionales y personales que la hicieron tomar la decisión de ser Médico. Una carrera que para muchos está llena de prestigio y categorías. Sin embargo, es una de las profesiones con mayor número de obstáculos y sacrificios. La constante preparación, el estudio permanente, las novedades de la ciencia y la tecnología, obligan a los Médicos a estar en la constante búsqueda de respuestas y opciones para poder cubrir las necesidades de sus pacientes, su principal fuente de trabajo.

La autora se inmiscuye en el mundo de la Nutrición, donde logra encontrar una de las áreas más novedosas en los últimos años, la Cirugía Bariátrica. De la mano de un equipo multidisciplinario y altamente calificado, Geraldine incursiona en el tratamiento del paciente obeso, candidato a dicho proceso quirúrgico. Éste método le permitió tener una visión mucho más amplia de la situación de sus pacientes desde el punto de vista emocional, físico y nutricional.

Desarrollándose en ésta área, como soporte nutricional, nace mi propia experiencia como paciente obeso. Nunca fui una persona de contextura delgada, cuando niño no me sentía a gusto con mi físico, tuve que hacer una gran cantidad de dietas. Sufría al tener que llevar comidas bajas en calorías y ricas en vegetales, para los lunch de mi escuela y ver al resto de mis compañeros ingerir alimentos muy gustosos, pero altamente calóricos. Suena muy saludable, sin embargo, cuando se tiene 6 o 7 años, eso no lo comprendes en su totalidad. Así mismo, crecí en una familia, donde la comida era el corazón del hogar todo giraba en torno a ella, y por consiguiente la ingesta de alimentos era desproporcional, de donde surgimos 4 miembros obsesos de 5 miembros que conformamos la familia.

A medida que fui creciendo, mi refugio siguió siendo la comida. El asumir retos de carácter profesional y académico, me limitaron mi tiempo y espacio vital, donde el único escape era mi descontrol alimenticio. Fue así como en menos de 12 meses, logré ganar 40 Kg, y es entonces, donde recurro a Geraldine, quien me sugirió la Cirugía Bariátrica como una opción de vida, o me atrevería a decir, una nueva vida. A mis 24 años, era un paciente obeso, con 56 Kg de exceso, diagnosticado pre-diabético, descontrol de triglicéridos y colesterol, problemas de gastritis, problemas cervicales y de articulaciones. Realmente, me estaba matando sin darme cuenta, y todo por el exceso.

Con el apoyo nutricional de la Dra. Geraldine Sanguino y el cirujano, Dr. Salvador Navarrete, fui sometido a un By Pass Gástrico. En un 1 mes ya había perdido 18 Kg, y en menos de un año ya había alcanzado mi peso ideal. Tuve una excelente adherencia a las pautas nutricionales y cambios necesarios en mi estilo de vida, porque entendí que el éxito no solo dependía del procedimiento, sino del empoderamiento de la enfermedad o de la situación. Hoy, 6 años después de haberme sometido a una Cirugía Bariátrica, puedo decir con absoluta certeza que mi vida cambió por completo. He logrado mantenerme en mi peso ideal, comiendo los alimentos ricos en vitaminas, fibras, proteínas y bajos en calorías; con los casi 60 Kg que perdí, se fueron los malos hábitos alimenticios y asumí mi nueva vida. Una vida donde valoro más mi salud, mi estilo y ritmo en el que me desenvuelvo. El apoyo nutricional a través de las nuevas técnicas o herramientas como el Coaching, las cuales han sido una pieza clave en el manejo de esta nueva forma de vida, el aprender el valor de los alimentos, me ha permitido ampliar mi capacidad para asumir nuevos retos en el tema de salud.

En este sentido, éste manuscrito recoge la experiencia profesional, académica y personal, de una Doctora que siempre ha velado por la integridad y el bienestar de sus pacientes. Con fundamentos científicos, tecnológicos y humanos, Geraldine Sanguino, ha demostrado el valor y la importancia de que manejar una vida sana, no es un obstáculo ni puede ser un traspié en tu cotidianidad. El presente libro muestra como desde el aprendizaje empírico y unido con novedosas herramientas, como el Coaching Nutricional y el Coaching en Salud, el paciente obeso puede llegar a cambiar sus excesos y patrones de comportamiento que afectan directamente a su salud. Desde mi visión personal, éste libro representa un antes y un después en la carrera profesional de la autora, es un libro cargado de conocimientos, de experiencias, pero sobretodo de humanismo para con el paciente obeso. Los invito entonces a leer con detenimiento este material preparado para aquellas personas que sienten que todo está perdido por ser obesas, y para aquellas que dejaron de ser, pero aún mantienen patrones de conducta contraproducentes que pudiesen generar reversos en los resultados de una cirugía. Disfruten de esta lectura escrita por la mejor Médico Nutrólogo que he conocido, mi amada hermana.

Gabriel Sanguino García

INTRODUCCIÓN

Hoy en día, la obesidad es reconocida como la pandemia del siglo XXI. Para el año 2014, la Organización Mundial de la Salud, presentó cifras sorprendentes: más de 1900 millones de adultos mayores de 18 años, padecían sobrepeso (39%), y de ellos, más de 600 millones de adultos mayores de 18 años, eran obesos (16%). La mayoría de la población mundial vive en países donde el sobrepeso y la obesidad cobran más vidas de personas que la insuficiencia ponderal.

La prevalencia mundial de la obesidad se ha multiplicado entre 1980 y 2014. La gran problemática, radica en que el paciente con sobrepeso u obesidad, no fallece a causa de ello, sino por alguna patología asociada. Además, existe una relación directa entre la obesidad, el sobrepeso y el desarrollo de Enfermedades Crónicas no transmisibles del adulto, como por ejemplo el cáncer, la diabetes mellitus, enfermedades cardiovasculares (infartos, coronariopatías, eventos cerebrovasculares), alteraciones musculo - esqueléticas, infertilidad, entre otras.

La obesidad se define como una acumulación anormal o excesiva de grasa corporal que puede ser perjudicial para la salud (GC%). Nuestro peso, está determinado por la sumatoria de cinco elementos: agua corporal total, masa magra, contextura ósea, grasa corporal y vísceras. Asimismo, si tomamos en cuenta el Índice de Masa Corporal, que no es más que la relación entre peso (kilogramos) y talla (metros) al cuadrado (IMC= $P/T2$), cuando éste se encuentra igual o mayor a 25, hablamos de sobrepeso y cuando el IMC es igual o mayor a 30, hablamos de obesidad[1]. Desde el punto de vista clínico, existen dos grandes alternativas para el manejo de estos pacientes. La primera de ellas consiste en el tratamiento médico, como la Dietoterapia (que puede o no estar acompañada de tratamiento farmacológico), donde posterior a una evaluación médica y nutricional, se le indica un plan alimenticio que aporte un numero de calorías determinadas y alimentos específicos, así como recomendaciones nutricionales y cambios en el estilo de vida. La segunda, se refiere al tratamiento quirúrgico o endoscópico, como lo es la cirugía para la obesidad o cirugía bariátrica, cuyo objetivo -a través de distintas técnicas-, es reducir el volumen de la ingesta de alimentos o producir mala absorción de ellos (o ambas, mejor conocido como técnicas mixtas).

Durante los últimos 8 años, he ejercido mi carrera de Medico como Especialista en Nutrición Clínica, impartiendo educación y asesoría médico - nutricional, tanto a pacientes que eligen métodos convencionales como la Dietoterapia, tratamiento médico o farmacológico, como a pacientes que han requerido Cirugía Bariátrica u otros métodos menos invasivos como balón intra-gástrico, banda gástrica ajustable e inclusive, procedimientos más novedosos como gastrectomías endoscópicas.

En mi opinión -y la evidencia científica lo respalda-, todos los métodos son excelentes opciones, siempre y cuando se cumplan con determinadas pautas y protocolos, es decir, hay una alternativa terapéutica para cada quien.

---

[1]Ver Obesidad y sobrepeso en http://www.who.int/mediacentre/factsheets/fs311/es/

Sin embargo, se ha demostrado a través de estudios y la práctica clínica, que existe un porcentaje importante de pacientes que tienen poca adherencia al tratamiento. Vemos como abandonan con prontitud las pautas nutricionales dictadas por un experto, sin alcanzar su meta u objetivo (perder peso hasta alcanzar su peso ideal deseado). Asimismo, un porcentaje importante de pacientes, posterior a practicarse una Cirugía Bariátrica (cirugía de la obesidad), pueden tener "re-ganancia" de peso, aun cuando hubiesen modificado -en la mayoría de los casos- la anatomía y fisiología de su tracto gastrointestinal. Las revisiones son claras en sus conclusiones. Por un lado, el paciente carece de información con respecto a la enfermedad y a la evolución de la misma, y por otro, específicamente en pacientes con Cirugía Bariátrica, se han identificado factores asociados, como psicológicos, conductuales y poca adherencia a pautas nutricionales.

He sido testigo de esta evidencia. Me consta como los pacientes promedio, después de habérsele retirado el 60-70% de su capacidad gástrica (estómago) y 1.5 metros de intestino delgado -considerándola una de las mejores técnicas quirúrgicas en el tratamiento de la obesidad- presentan una "re-ganancia" de peso entre el tercer y sexto año post-cirugía; o bien, sustituyen aquella conducta compulsiva al comer que los llevo a ser obesos, por otros hábitos como el alcohólico o tabáquico, que antes no formaban parte de su estilo de vida

Asimismo, en muchas oportunidades, he recibido pacientes en mi consulta, quienes responsabilizan absolutamente a nosotros los Médicos (al Cirujano, al Gastroenterólogo, al Nutrólogo por su NO pérdida de peso durante el tratamiento o la "re-ganancia" del mismo.

En este sentido, la Organización Mundial de la Salud, en el año 2003, comunicó lo siguiente: "El informar y dar consejo por parte del Médico, ya no es suficiente para conseguir cambios de comportamiento en el paciente a largo plazo". Es necesaria la implicación activa del paciente para propiciar su empoderamiento y facilitar que se vuelva más responsable e involucrado en su tratamiento.

Existen diferentes terapias basadas en el cambio de comportamiento, usadas para conseguir una mayor adherencia de los pacientes que desean perder peso. Una de ellas es el Coaching en Salud (en adelante CS), que enfocado a los hábitos alimentarios se conoce como Coaching Nutricional (en adelante CN). El CS es un enfoque que ha emergido durante los últimos 15 años para ayudar a los pacientes a implementar acciones relacionadas con su comportamiento y su estilo de vida que mejoren su salud, fomentando la responsabilidad respecto del cuidado de sí mismo. El CS, así como el CN, está influenciado por diferentes teorías o modelos de cambio de comportamiento[2].

El objetivo principal de este libro, basándome en la evidencia científica, es brindarle nuevas herramientas a través del Coaching (de la mano con el tratamiento convencional, médico o quirúrgico), al paciente con sobrepeso u obesidad, para alcanzar su meta, es decir, peso ideal deseado, a través del empoderamiento, que

---

[2] Ver Simmons LA, Wolever RQ. Art, Integrative health coaching and motivational interviewing: synergistic approaches to behavior change in healthcare, en pdf/Glob Adv Gealth Med

no es más que adquirir el poder y la independencia por parte del individuo para mejorar su situación actual. Lo que en definitiva, será un instrumento de gran utilidad para familiares, médicos, nutricionistas, coaches, educadores en salud, en el manejo de estos pacientes, no solo obesos, sino aquellos con cualquier enfermedad crónica no transmisible del adulto, generando un impacto positivo en la salud de nuestra población.

A lo largo de esta publicación se presentará un modelo experimental, donde se comparan distintas variables asociadas a la adherencia de pautas nutricionales de un paciente quien recibió asesoría nutricional acompañada de técnicas de Coaching Nutricional durante el proceso de perdida peso, versus un paciente control quien recibió solo asesoría nutricional convencional con el objeto de iniciar una posible investigación a partir de ello, a mediano y largo plazo.

Por otro lado, se presentará el análisis de una encuesta de cinco preguntas de respuestas cerradas (SI o NO), la cual se le realizó a 50 pacientes con diagnóstico de sobrepeso u obesidad, quienes asistían a un reconocido Centro Médico-Quirúrgico para el control de la obesidad y el sobrepeso, en mi país de origen, Venezuela, donde practiqué mi ejercicio como Médico Especialista en el área de Nutrición Clínica durante los últimos años.

Toda la experiencia e investigación, espero que le sea de gran ayuda y utilidad.

Capítulo 1

CONOCIENDO EL COACHING - COACHING NUTRICIONAL

Los antecedentes históricos más remotos del Coaching se encuentran en la filosofía griega, principalmente en Sócrates (filósofo ateniense, 470 años a.C.), quien creó un método llamado mayéutica consistente en un proceso inductivo, a través de preguntas reveladoras con sus discípulos y mediante el cual lograba traer a la luz las cualidades y respuestas que éstos ya tenían en su interior.

Asimismo, en los diálogos de Platón (Atenas, 428 años a.C.), basados en una secuencia de preguntas y respuestas, se puede reconocer la estructura arcaica de una sesión de Coaching.

Vale la pena mencionar, a la ética aristotélica, basada en la búsqueda de la felicidad, lo cual sigue siendo la gran motivación que subyace a las sesiones de Coaching.

La palabra *coach* (coche) es de origen húngaro. De la ciudad de Kocs, se formó la palabra kocsi. Dicho término *kocsi* pasó al alemán como *kutsche*, al italiano como *cocchio* y al castellano como coche. Por tanto, la palabra *coach*, deriva de *coche*, que tenía la función de transportar personas de un lugar a otro.

Así mismo, el coaching metafóricamente se utiliza para transportar a personas del lugar donde se encuentran hasta el lugar donde quieren estar. El *coach* es el conductor del carro y acompaña en el proceso de desplazamiento del *coachee* (cliente) quien decide que rumbo seguir.

Este método comenzó a aplicarse a mediados de los años 70 dentro del ámbito deportivo cuando Timothy Gallwey (Profesor de Literatura y capitán en la Universidad de Harvard del equipo de Tenis) se dio cuenta de que el principal obstáculo de un deportista no está en su cuerpo, sino en su mente, y creo un método titulado "El Juego Interior" basado en la idea que: "En cada actividad humana hay dos ámbitos de actuación: el externo y el interno. En el juego exterior, se juega sobre un escenario externo, para superar los obstáculos externos y así alcanzar un objetivo externo. El juego interior se lleva a cabo dentro de la mente del jugador y se juega contra varios obstáculos como el miedo, la duda, los lapsos de atención y la limitación de conceptos o suposiciones. El juego interior se juega para superar los obstáculos autoimpuestos que impiden a la persona o equipo acceder a todo su potencial".

En nuestros días el Coaching se ha convertido en una profesión completamente nueva, distinta del consejo, la formación, la memoria o la consultoría, con un poder y una versatilidad notables. El Coaching te ayudará a realizar una nueva labor, a mejorar el rendimiento en tu profesión actual, a desarrollar una nueva habilidad o a resolver un problema. En términos más generales, hoy en día numerosas personas recurren al Coaching para encontrar dirección y equilibrio. Los coaches personales ayudan a la gente a alcanzar una vida mejor[3].

Según la International Coach Federation, el Coaching se define como la "relación profesional continuada que ayuda a obtener resultados extraordinarios en la vida, profesión, empresas o negocios de las personas".

En definitiva, es un sistema que facilita que el cliente o paciente pase de una situación actual a una deseada de una manera más eficiente[4]. Particularmente, el Coaching en Salud es un enfoque que ha emergido durante los últimos 15 años, a través del cual se consiguen cambios más efectivos en la aplicación de hábitos saludables, en la adherencia a los tratamientos en las enfermedades crónicas, y un mayor control de los factores de riesgo, fomentando la responsabilidad del mismo individuo[5].

Profesionales de la salud entrenados en Coaching pueden promover el proceso de cambio mediante la construcción de una relación de confianza con los pacientes que fomente su crecimiento personal, aumente la motivación y promueva la auto-eficacia[6].

---

[3] Ver O'Connor J, Lages A. (2005) Coaching con PNL. p 9
[4] Ver Molins Roca J. art, Comunicar Salud: el paciente aliado, en pdf/J Med Econ.
[5] Ver Bonal Ruiz, et al. art, Coaching de salud: un nuevo enfoque en el empoderamiento del paciente con enfermedades crónicas no transmisibles, en pdf/MEDISAN.
[6] Ver Bonal Ruiz, et al. art, Coaching de salud: un nuevo enfoque en el empoderamiento del paciente con enfermedades crónicas no transmisibles, en pdf/MEDISAN.

El Coaching en Salud (CS), enfocado a los hábitos alimentarios se conoce como Coaching Nutricional (CN)[7].

En mi apreciación, los autores del libro "*Coaching Nutricional*, Haz que tu dieta funcione", aportan una de las mejores definiciones de Coaching Nutricional, entendiéndolo como un proceso a través del cual la persona identifica y vence sus obstáculos, crea el entorno adecuado y adopta la actitud y determinación necesarias para conseguir el cambio en su alimentación, logrando a la vez mejorar otros aspectos de su persona y de su estilo de vida. El Coaching Nutricional pone en el centro al paciente y no a las recomendaciones o al profesional de la salud, consiguiendo que el paciente se haga protagonista y responsable de su propio proceso de recuperación o de prevención, fomentando la autogestión[8].

En las sesiones de Coaching Nutricional, el Coach no solo asesora nutricionalmente al paciente o coachee, sino que trabaja a nivel psicológico y emocional para que sea él mismo quien tome conciencia y se responsabilice de su propio proceso de cambio[9]. El paciente potencia recursos propios y adquiere nuevas herramientas para solventar las barreras que le pueden surgir en el transcurso de un tratamiento de control de peso, cambios de hábitos, en el seguimiento de pautas deportivas, en modificaciones dietéticas por indicaciones médicas, entre otros.

---

[7] Ver Giménez, et al. art, Coaching Nutricional para la pérdida de peso, en pdf/Nutr Hosp.
[8] Ver Giménez J, Fleta Y, (2015) Coaching Nutricional, Haz que tu dieta funcione.
[9] Ver Giménez J, (2010). El Coaching Nutricional como método para la educación nutricional. Seminario Coaching Nutricional. Master Nutricion y Salud. Universitat Oberta de Catalunya.

Para conseguirlo, el Coach utiliza sus habilidades comunicativas, haciendo uso de diversas herramientas y de sus conocimientos sobre las teorías conductuales para mejorar la confianza, la motivación, la auto-eficacia y el empoderamiento del coachee[10].

El Coaching es un área emergente en el ámbito sanitario que tiene como objetivo promover y facilitar los cambios de comportamiento gracias a un apoyo continuado. Este apoyo, además de perseguir el refuerzo de los conceptos facilitados por el profesional sanitario, fomenta la auto-eficacia y la responsabilidad personal, pero sin exacerbar los sentimientos de superación y competitividad. Así, el individuo debe convertirse en un "guardián" de su propia salud tras una decisión libre (pero bien informada) que le conduzca a escoger qué quiere cambiar y sobre todo, "para qué"[11].

El Coaching Nutricional en ningún momento sustituye el desempeño o la labor del especialista en nutrición (Médico Nutrólogo o Nutricionista Clínico), sino que complementa su conocimiento y estrategias terapéuticas, ofreciendo el apoyo necesario para lograr la motivación y disposición en el paciente y así obtener el cambio.

---

[10] Ver Bonal Ruiz R, Almenares Camps HB, Marzan Delis M. art, Coaching de salud: un nuevo enfoque en el empoderamiento del paciente con enfermedades crónicas no transmisibles, en pdf/MEDISAN.
[11] Ver Giménez J, Fleta Y, (2015) Coaching Nutricional, Haz que tu dieta funcione.

Capítulo 2

¿Soy el único (a) a quien le cuesta seguir un plan nutricional?

Adherencia del paciente con sobrepeso u obeso a las pautas nutricionales dictadas por un especialista.

Tal como se comentó en la introducción de este libro, en el transcurso de mi desarrollo como profesional de la Medicina y como Especialista en el área de la Nutrición Clínica, he visto en mi consulta -con preocupación-, el alto porcentaje de pacientes con diagnóstico de obesidad o de sobrepeso, con poca adherencia a las recomendaciones nutricionales, plan o tratamiento dietético, pautas deportivas, sugeridos por mí, seguido del abandono prematuro de su control médico-nutricional.

Asimismo, he tenido la oportunidad de ser la especialista a cargo del control nutricional de pacientes sometidos a Cirugía Bariátrica o cirugía para la obesidad, quienes a pesar de habérseles modificado la fisiología de su tracto gastro-intestinal, presentan "re-ganancia" de peso o en su defecto, adoptan hábitos fuera del nutricional, poco saludables para su vida, como el tabáquico o el alcohólico.

En el año 2013, fui invitada a participar como conferencista en el III Congreso Internacional de la Sociedad Venezolana de Cirugía Bariátrica y Metabólica, en la ciudad de Caracas. Mi conferencia tuvo como título, "Re-ganancia" de Peso en la Cirugía Bariátrica: Aspectos Fisiopatológicos. Hice una exhaustiva revisión bibliográfica que justificara desde el punto de vista fisiopatológico, los posibles elementos involucrados como: la glicemia, la hormona grelina, leptina y el péptido "Y". Asimismo, investigué sobre las posibles causas relacionadas con la cirugía y técnicas quirúrgicas. Sin embargo, la mayoría de las revisiones no eran concluyentes o no mostraban resultados estadísticamente significativos, que dieran soporte a la "re-ganancia" de peso en estos pacientes, asociados a estos elementos o indicadores. Por el contrario, la conclusión común que imperó, fue la poca adherencia a las pautas o lineamientos nutricionales, tanto pre como post operatorias, así como factores psicológicos o psiquiátricos.

Estudios de investigación sugieren que hasta un 90% de pacientes con diagnóstico de obesidad y sobrepeso, que iniciaron tratamiento dietético, abandonaron antes de cumplir la meta. En promedio los pacientes abandonaron su tratamiento antes de lograr un 10% de avance[12].

Semano, en su estudio, halló que el máximo porcentaje de avance al momento del abandono del tratamiento fue

---

[12] Ver González L, art, La Adherencia al Tratamiento Nutricional y Composición Corporal: Un estudio Transversal en Pacientes con Obesidad y Sobrepeso, en pdf/Rev Chilena de Nutrición.

de 58% y que el 87% de los pacientes abandonó la dieta en la primera cuarta parte de su tratamiento[13].

Lo anterior reafirma la falta de información que los pacientes diagnosticados con obesidad tienen con respecto a su enfermedad y la evolución de la misma[14].

La cirugía para la obesidad ha probado ser el tratamiento más efectivo para reducir el exceso de peso de cualquier magnitud, lo que favorece la mejoría de las comorbilidades metabólicas, especialmente de la diabetes tipo 2 y de la calidad de vida. Los estudios con seguimiento a largo plazo muestran que un porcentaje importante de pacientes operados "re-gana" peso, lo que se observa más frecuentemente entre el tercer y sexto año postoperatorio. Existen cambios anatómicos y factores dependientes de la técnica quirúrgica que pueden explicar la "re-ganancia" de peso, pero son los aspectos conductuales y psicológicos, los principales factores de riesgo para que un paciente que ha reducido exitosamente su exceso de peso vuelva a engordar[15].

El aumento de peso posterior a la Cirugía Bariátrica es reconocido en todas las series con seguimiento mayor a 2 años. Se ha reportado desde 20 a 87% de pacientes con "re-ganancia" de peso en diversas series[16].

---

[13] Ver Semano O, Luis, art, Abandono del Tratamiento Dietético en Pacientes Diagnosticados con Obesidad en un Consultorio Privado de Nutrición, en pdf/ Nutr. clín. diet. hosp.
[14] Ver Dalle R, y otros. Weight Loss Expectations in Obese Patients and Treatment Attrition: An Observational Multicenter Study, en pdf/Obesity Research Journal.
[15] Ver Papapietro V, Karin, art, Reganancia de peso después de la cirugía Bariátrica, en pdf/Rev Chil Cir.
[16] Ver Brolin RE, art, Weight gain after short- and long-limb gastric bypass in patients followed for longer than 10 years, en pdf/Ann Surg.

La mayoría de los estudios, concluyen que, la "reganancia" de peso en pacientes con Cirugía Bariátrica, está asociada a factores psicológicos, conductuales y poca adherencia a pautas nutricionales (Papapietro, 2012).

Definitivamente, éste hecho ha generado impacto desde el punto de vista sanitario, lo que ha conducido a que organizaciones de peso a nivel mundial hayan reconocido el hecho.

En el año 2011, se desarrolló en la sede central de la Organización de Naciones Unidas, la Reunión de Alto Nivel de la Asamblea General sobre la Prevención y el Control de las Enfermedades No Transmisibles, cuya declaración política final destaca textualmente: "...la importancia de promover el empoderamiento de los pacientes con enfermedades no transmisibles"[17].

En ese orden de ideas, la misma Organización Mundial de la Salud en 2003 afirmó: "El informar y dar consejo por parte del médico, ya no es suficiente para conseguir cambios de comportamiento en el paciente a largo plazo". Es necesaria la implicación activa del paciente para propiciar su empoderamiento y facilitar que se vuelva más responsable e involucrado en su tratamiento[18].

---

[17] Ver Asamblea General de Naciones Unidas. Declaración Política de la Reunión de Alto Nivel de la Asamblea General sobre la Prevención y el Control de las Enfermedades No Transmisibles, en:
http://www.un.org/es/comun/docs/?symbol=A /66/L.1
[18] Ver Bonal Ruiz R, Almenares Camps HB, Marzan Delis M. art, Coaching de salud: un nuevo enfoque en el empoderamiento del paciente con enfermedades crónicas no transmisibles, en pdf/MEDISAN.

Existen varios modelos de atención al paciente crónico, que tienen entre sus componentes el apoyo a la educación de éste y su familia.

Uno de estos modelos es propugnado por la Organización Mundial de la Salud (OMS): "el cuidado innovador para enfermedades crónicas", donde se defiende la educación del paciente, desde el involucramiento activo del mismo, con las siguientes ventajas:

- Favorece la comprensión de sus conductas de salud.
- Auto desarrollo de estrategias para vivir tan plena y productivamente como puedan.
- A esto se le llama: Educación de Automanejo.

¿Que se lograría? Esto propiciaría un empoderamiento del paciente al facilitar que se vuelva más responsable e involucrado en su tratamiento, al desarrollar y estimular sus propias habilidades[19].

En ocasiones, se confunde dar información con educar. La educación tradicional al paciente se centra habitualmente en decirle qué hacer y muchas veces se apela al miedo, al autoritarismo, al paternalismo, con un tono enérgico, confrontacional, que induce a la culpa[20].

El paciente obeso o con sobrepeso, así como aquellos con cualquier otra enfermedad crónica no transmisible del adulto, es un paciente multidisciplinario, concepto

---

[19] Modelos de atención a pacientes con enfermedades crónicas no transmisibles en Cuba y el mundo, en http://bvs.sld.cu/revistas/san/vol_15_11_11/san121111.htm)
[20] Ver Butterworth SW, Linden A, McClay W, art, Health coaching as an intervention in health management programs, en pdf/Dis Manage Health Outcomes.

que ha quedado claro en la medicina de hoy. Sin embargo, la participación de quien debería ser protagonista (el paciente), queda por fuera del equipo. Y este es uno de los mensajes primordiales que quiero transmitirles a través de este libro. Si el paciente logra el "empoderamiento", es decir, la adquisición de poder e independencia con el objeto de mejorar su situación, con seguridad alcanzaremos el éxito, tanto nosotros como Médicos o Especialistas en el área de la salud, como el paciente.

Capítulo 3

El Coaching Nutricional es para ti

Efectividad del Coaching Nutricional en el manejo del paciente con sobrepeso u obeso

Nuevas herramientas

Durante la revisión de la bibliografía necesaria para el desarrollo de este libro, me tope en reiteradas oportunidades con la obra del experto en el área J. Giménez, quien, junto con sus colaboradores, hicieron una exhaustiva y excelente revisión de la evidencia científica que avala los beneficios del Coaching Nutricional para la pérdida de peso en pacientes con sobrepeso u obesos (Giménez 2015). Por tal motivo, quiero aprovechar este capítulo para exponer sus resultados.

Dicha revisión fue realizada en el año 2014.

Los criterios de inclusión fueron los siguientes:

- a) Ensayos controlados aleatorizados con el fin de minimizar el sesgo (también se utilizaron como material de apoyo revisiones sistemáticas y meta-análisis).

b) Estudios desde 2005.
c) Estudios escritos en inglés o español.
d) Población con sobrepeso u obesidad de diferentes etnias, sin restricción de edad, hombres y mujeres, con o sin situación de enfermedad crónica (diabetes, hipertensión).
e) Parámetros a valorar: peso o IMC.
f) Estudios llevados a cabo por personas o a través de nuevas tecnologías

Fueron evaluados 156 estudios seleccionados según criterios de inclusión establecidos. Posteriormente, de ellos se seleccionaron 44 artículos correspondientes a 27 estudios.

Para asegurar la validez y fiabilidad de cada uno de los estudios incluidos en la revisión, los autores hicieron un análisis cualitativo de la calidad metodológica de los 27 estudios. Para ello se diseñó una escala de valoración acorde al tipo de análisis basada en herramientas propuestas por instituciones clave que fueron adaptadas para este estudio.

Una vez puntuado cada estudio en cuanto a su nivel de calidad metodológica, clasificaron los 27 estudios en 3 grupos: calidad baja, media o alta.

Paralelamente al análisis de calidad metodológica de los estudios y dado que uno de los criterios básicos de inclusión fue que la aplicación de Coaching fuera rigurosa, se hizo una valoración de calidad de la intervención de Coaching. Para ello, en primer lugar, los autores hicieron una revisión bibliográfica sobre los parámetros fundamentales que deberían cumplir las intervenciones de Coaching. Posteriormente, valoraron la fidelidad de los 27 estudios en función de los parámetros previamente definidos, aplicando una escala de calidad.

A modo de conclusión, de los 27 estudios seleccionados:
- Un 70% no aporta suficiente información acerca de la intervención de Coaching.
- En cuanto a la definición de estrategias utilizadas, un 44% especifica la utilización de habilidades comunicativas por parte del Coach.
- Un 59% se centra en el rol del paciente y del profesional.
- Un 81% destaca la importancia de fijar objetivos conjuntamente entre paciente y profesional de la salud.
- Un 26% explica la utilización del plan de acción para llevar a la práctica las opciones valoradas.
- Un 70% se centra en identificar las barreras y encontrar soluciones, el mismo porcentaje se basa en el abordaje emocional y solo un 4% en la identificación de valores.

En función de los resultados de los estudios que cumplen los requisitos básicos para considerarlos intervención en Coaching Nutricional, se incluyeron los 4 estudios con calidad metodológica alta y los 4 estudios con calidad metodológica media.

Respecto a los cuatro estudios de calidad metodológica alta, alguno de ellos como el de Ball y Rimmer (2011) presentaban diferencias significativas en cuanto a la pérdida de peso en el grupo de intervención de Coaching comparado con el grupo control.

Otra de las observaciones que realizan los autores, es como el Coaching puede ser eficaz, no solamente para disminuir de peso sino en el mantenimiento del mismo, tal como lo señala el estudio Keep it Off[21].

Otro hecho importante constatado fue que, al aumentar el número de sesiones, de 6 semanas a 6 meses, se lograron efectos beneficiosos en la pérdida de peso[22].

En cuanto al número de objetivos a abordar, los resultados del estudio Powers[23] indicó que cuando se aplica Coaching con dos objetivos (aumentar la actividad física y mejorar la alimentación) la reducción de peso es menor que cuando sólo se centra en un objetivo. Esto apoya la idea de la importancia que tiene la definición del objetivo dentro de un proceso de Coaching.

Por otra parte, entre los estudios de calidad metodológica media, como los estudios de **Mehring y Ma J (2013)** indican diferencias significativas en cuanto a la pérdida de peso en el grupo de intervención de Coaching comparado con el grupo control.

Los estudios constatan que, como profesional de la salud se puede continuar activamente implicado en la

---

[21] Ver Sherwood NE, Crain AL, Martinson BC, Hayes MG, Anderson JD, Clausen JM, et al, art, Keep it off: A phone-based intervention for long-term weight-loss maintenance, en pdf/Contemp Clin Trials.
[22] Ver Newnham KC, PhD thesis, Motivational coaching: Its efficacy as an obesity intervention and profile of professional coaches, en pdf/The University of Western Ontario.
[23] Ver Rimmer JH, Wang E, Pellegrini C, Lullo C, Gerber BS, art, Telehealth weight management intervention for adults with physical disabilities, en pdf/Am J Phys Med Rehabil.

educación para la salud y conjuntamente mantener el rol de Coach en Salud[24].

Los resultados del estudio de Ma y Cols muestran que un grupo de intervención que solamente recibe indicaciones para la auto monitorización del control de peso también obtiene mejoras significativas respecto al grupo control, indicando la importancia que tiene el papel activo del paciente en su propio proceso de cambio, aunque desde el punto de vista del autor, si recibe un acompañamiento profesional la probabilidad de éxito será mayor (Giménez, 2015).

Herramientas que nos brinda el Coaching

El modelo GROW

Ya se ha mencionado que el Coaching en general, y el método GROW en particular, se desarrollan en base al apoyar el cambio de una persona, en este caso del paciente, para alcanzar su meta.

Como ya les he comentado con anterioridad, el Coaching consiste en liberar el potencial de una persona para incrementar al máximo su desempeño. Lo que en palabras de Withmore sería ayudarle a aprender en lugar de enseñarle[25].

Existen numerosos recursos para utilizar en Coaching, pero siempre será necesario:

- Fijar una meta.

---

[24] Ver Butterworth SW, Linden A, McClay W, art, Health coaching as an intervention in health management programs, en pdf/Dis Manage Health Outcomes.
[25] Ver Marcos J, (2010) El método GROW. MK Marketing +Ventas, p 36.

- Hacer buenas preguntas.
- Definir un plan de acción.
- Poseer y practicar habilidades comunicativas: escucha activa, empatía, posturas corporales abiertas, asertividad.
- Mantener una actitud de apoyo (no de ayuda, ya que esto implicaría que la responsabilidad recae sobre el otro, y no se trata de dar consejos ni de asesorar.)
- Aceptar incondicionalmente, sin juzgar al otro, y confiar en el potencial de la persona entrándose en el presente y en un futuro positivo, no en el pasado ni en sus carencias.
- Elegir un entorno físico informal, agradable y neutro, sin manifestaciones de estatus o poder.

El significado de GROW (en español, crecer) es un acrónimo de las palabras Goal (meta), Reality (realidad), Options (opciones) y Will (voluntad), que marcan el camino para seguir durante el proceso creado por John Withmore[26].

Sus elementos y fases son los siguientes:

Preguntas

En Coaching, como en las operaciones de compra - venta, es fundamental hacer buenas preguntas, es decir, aquellas que llevan al cliente a la reflexión, a la toma de conciencia y por ende, a la acción. Pero las respuestas no son para el Coach, sino para su paciente o cliente.

---

[26] Ver Marcos J, (2010) El método GROW. MK Marketing +Ventas, p 36.

El método GROW se basa en realizar preguntas para desarrollar la conciencia y la responsabilidad, entendidas como una percepción y comprensión clara del entorno y de uno mismo y como la habilidad para responder, cuando se tienen opciones para elegir.

Las preguntas actúan como una lente de aumento que incrementa la visión sobre diversos aspectos de la realidad que se requieren clarificar.

En general empiezan por qué, quién, cuándo, cuánto/s, cuál/es y contienen presuposiciones positivas y potenciadoras (Marcos, p. 36)

Ejemplo:

¿Qué vas a hacer para alcanzar tu peso ideal deseado?, presupone que el paciente va a resolver la objeción, le mueve a la acción y le responsabiliza a pensar en diferentes opciones orientadas al futuro, dándole la opción de elegir.

Si, por el contrario, se le pregunta: ¿Por qué no has resuelto aún tu problema de obesidad? o ¿Por qué aún no has bajado de peso? Esta pregunta, en vez de mover a la acción, paraliza o pone a la defensiva.

Metas

La fijación de una meta es el primer paso para iniciar el proceso.

Debe formularse en positivo (evitando la palabra "no") y comenzar con un verbo de acción en infinitivo.

Utilizando la palabra META como acrónimo, debe ser:

- Medible (cuantificable)
- Específica (lo más concreta posible)
- Tangible (debe poder "verse" el resultado de alguna manera) y
- Alcanzable (realista).

Durante la primera sesión de Coaching, podemos realizar las siguientes preguntas, que permiten aplicar de manera efectiva el Modelo Grow, comenzando con aquello que el cliente o paciente desea cambiar, mejorar o solucionar en relación con su salud, alimentación, estado físico-mental y emocional[27].

¿Que pretendes lograr?
¿Cuál es tu reto u objetivo?¿Que podemos hacer en esta sesión para ayudarte a concretar tu objetivo?
¿Como es una alimentación sana/cuerpo ideal para ti?
¿Cual es el nivel de control personal o influencia que tienes en ello?

Ciertamente está en tus manos el poder para elegir que alimentos consumir o no. Sin embargo, es importante evaluar la situación particular de nuestro paciente o cliente.

En mi consulta, procuro informarme de detalles como: ¿Quién cocina o prepara los alimentos en casa?, ¿Te involucras en la compra de alimentos y en la preparación de los mismos? ¿Cocinas para ti o cocinas para toda la familia?, ¿Cuantos miembros son?, ¿Adultos o niños?

---

[27] Ver Herramientas del Coaching Nutricional. Modelo de Grow. en https://www.youtube.com/watch?v=nrZ9ulu9dGw

¿Y por qué estas preguntas?. Básicamente el entorno de cada quien es único. En muchas oportunidades he tenido en mi consulta a madres jóvenes, de niños pequeños, quienes expresan con desesperación e inquietud que dedican dos horas en promedio alimentando a su hijo, ellas por consiguiente omiten su comida y al final terminan consumiendo lo que el niño dejó.

Otros casos, las madres que deben preparar un plato para ella y otro plato para sus hijos y esposo, por ejemplo, porque no consumen vegetales y frutas.

O bien, una chica que vive con sus padres y su madre es quien se encarga de la preparación de las comidas en casa, donde su madre expresa quizás las emociones a través de ricas preparaciones, sin embargo, altas en azucares refinados. ¿Cómo le dice esa chica a su madre que no?. Entonces, es allí donde debemos indagar y explorar en más detalle, relaciones interpersonales, emociones, sentimientos y creencias entre otros factores involucrados.

También es necesario preguntar: ¿Tu objetivo, es un reto para ti?, ¿... es desafiante, positivo, realizable?, ¿Es algo que te motiva?, ¿O al revés?. Es decir, debemos aclarar si, por ejemplo, el hecho de cumplir con un plan nutricional, es motivador o placentero, o por el contrario si se aprecia como sacrificio no motivador. De ser así, el cliente o paciente lo va a dejar al cabo de un tiempo. Por lo tanto, es importante plantear de manera correcta el objetivo o meta, para alcanzarlo de manera exitosa.

Y como pregunta final, ¿cuál sería tu peso ideal deseado?

Realidad

Las preguntas acerca de la realidad siguen las pautas generales de las buenas preguntas. Se concentran en el detalle con un alto nivel de precisión, persiguiendo descripciones y hechos objetivos con imparcialidad. No son evaluadoras, sino clarificadoras (Marcos, 2010).

Un par de buenas preguntas para comenzar esta fase, que aportan responsabilidad y personalizan la situación, son, por ejemplo: ¿Qué has hecho hasta ahora para alcanzar tu peso ideal deseado (meta)?, ¿Qué efectos han tenido esas acciones?

Opciones

Las preguntas de opciones son como llaves que abren diferentes puertas para llegar a los objetivos. Cuantas más puertas abiertas mejor, sin inhibiciones ni censuras, interesa la cantidad de opciones, no su aparente viabilidad inicial que será examinada posteriormente. Es una tarea de creatividad. Una meta bien formulada y una adecuada exploración de la realidad facilitarán la labor durante esta fase.

Ejemplo:

¿Qué opciones tienes para alcanzar tu peso ideal deseado?

Algunas preguntas útiles en esta fase son, además:

- ¿Y qué más?

- ¿Y si tuvieras los medios o recursos, qué harías?
- ¿Y si no existiera ese obstáculo, qué harías?

Cuando el Coach tiene alguna opción que mejora las del cliente o paciente, Withmore recomienda esperar a que el cliente agote todas sus posibilidades y preguntar: Tengo alguna sugerencia, ¿te gustaría conocerla?

Finalmente, las opciones se someten a criba (ventajas e inconvenientes, costes y beneficios) y se desechan aquellas que no se estimen adecuadas (Marcos, 2010).

Voluntad

Para concluir con el proceso GROW es preciso escoger la mejor opción o la mejor combinación de ellas, y materializar la sesión en un Plan de Acción bien definido.

La pregunta que lleva al cliente o paciente a una decisión firme no es qué podrías, qué intentarás, qué prefieres o qué piensas hacer, sino:

¿Qué vas a hacer? (genera compromiso con el).

El Coach realiza otra serie de preguntas para concretar las acciones. Por ejemplo:

¿Qué vas a hacer?

Respuesta: acudir a un Especialista en el área de Nutrición Clínica, quien me proporcione un plan o guía nutricional, balanceado y saludable.

¿Y qué más?

Respuesta: realizar actividad Física.

¿Qué tipo de actividad? (especificar)

Respuesta: clases de Danza

¿Cuándo/con qué frecuencia? ¿Qué día/s a qué hora/s?

Respuesta: 3 veces a la semana, los días lunes, miércoles y viernes, desde las 5pm hasta las 7pm.

¿Qué pasos vas a dar para hacerlo?

Respuesta: Comenzar mi jornada laboral una hora antes, para salir más temprano y llegar a tiempo a las clases de danza.

¿En qué medida (del 1 al 10) esta acción contribuye al logro de tu meta?

Respuesta: 9/10

¿Qué obstáculos podrás encontrar?

Respuesta: el cuidado de mis hijos los días lunes, miércoles y viernes desde las 5pm hasta las 7pm.

¿Cómo los superarás?

Respuesta: mi esposo se hará cargo de ellos hasta que yo cumpla con mi actividad.

¿Qué apoyos (personas, recursos) necesitarás?

Respuesta: mi esposo

¿Cómo los obtendrás?

Nuestro cliente o paciente ha decidido, el mismo, reforzando su autonomía y autoestima, las opciones validadas.

El plan de acción, queda reflejado por escrito.

El seguimiento será definido por ambos, tanto la estrategia como la frecuencia (Ejemplo: 1 vez por semana o cada 7 días, online o en persona).

Eneagrama de Salud

Es una herramienta sencilla, la cual puede ser aplicada por parte del Coach o bien por el mismo cliente o paciente, de forma personal e individual.

Una sesión de Coaching permite evaluar al cliente o paciente en una sola página. Refleja o proporciona el grado de satisfacción que existe en las diferentes áreas personales. En el Coaching Nutricional específicamente, podemos incorporar una adaptación o rueda nutricional que explicare más adelante[28].

El eneagrama de salud está formado por 9 áreas. El paciente o cliente entonces evaluara cuál es su grado de satisfacción en cada una de ellas, empleando una escala del cero al diez, siendo cero la mínima y siendo diez, el mayor grado de satisfacción.

Es una herramienta simple, sin embargo, potente, ya que el cliente o paciente percibe de inmediato como

---

[28] Ver Cómo debe ser el análisis antes de tomar una decisión importante en: www.bluelawmarket.com

están sus áreas, cuando quizás no estaba consciente de ello.

¿Por qué elegimos de entrada el eneagrama?. Básicamente el objetivo fundamental de ésta herramienta, al igual que el FODA (a continuación), es el "auto-conocimiento", para luego alcanzar el "empoderamiento" con la carta o frase (pág. 49). Necesitamos que el cliente se conozca, o se "re-conozca" en cada área para entonces poder ir al siguiente paso.

¿Nuestro modelo de eneagrama de salud, cuales áreas incorpora?

- Alimentación
- Ejercicio Físico
- Contacto Físico
- Sensualidad y Sexualidad
- Comunicación con las relaciones
- Actividad mental-Intelectual
- Manejo de las emociones
- Auto-conocimiento
- Auto-realización espiritual

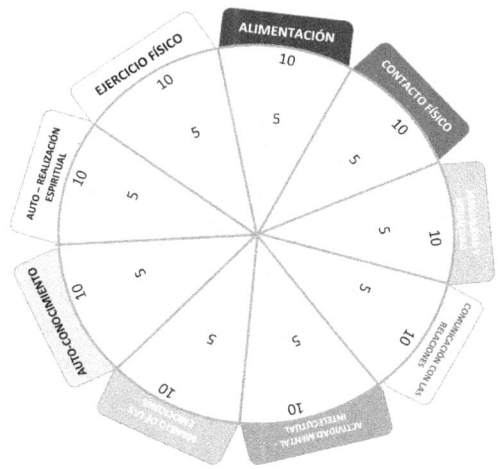

Eneagrama De Salud

Por otro lado, desde el punto de vista clínico, el médico o especialista en el área de nutrición, puede evaluar una serie de elementos, que se definen como hábitos psicobiológicos. Entre ellos, ingesta hídrica o de agua diaria, numero de comidas que realiza al día, masticación, sueño, entre otros. Sin embargo, algunos autores expertos en Coaching Nutricional, presentan un excelente modelo de rueda de la nutrición, que incorpora esos hábitos psico-biológicos sumados a otras áreas de importancia. La diferencia radica, en que esta última permite al cliente o paciente tomar consciencia de cómo están estas 8 áreas en su vida.

¿Qué preguntas abarca?

Alimentación

¿Te sientes satisfecho con tu alimentación actual o con los tipos de alimentos que eliges para tu consumo?, ¿Consideras tu alimentación balanceada y saludable?.

Peso

¿Qué nivel de satisfacción tienes con tu peso actual?.

Hidratación

¿Te sientes satisfecho con la ingesta hídrica diaria?. ¿Te parece suficiente o insuficiente la cantidad de agua que consumes diariamente?.

Forma de comer

¿Cómo comes? Esta pregunta hará reflexionar al paciente o cliente en cuanto a su forma de comer. Por ejemplo, si come en un espacio intranquilo, de pie, en la oficina, en el auto-móvil o vehículo ¿Come viendo televisión? ¿Cómo es su masticación? ¿Es lenta, rápida o muy rápida? ¿Cuántos minutos se tarda por comida? Y por supuesto, que nivel de satisfacción tiene.

Ansiedad (emoción asociada a la ingesta de alimentos)

¿Consideras que una emoción te impulsa a comer? Ejemplo, si estas triste consumes alimentos de manera compulsiva o bien si estás enojado o con altos niveles de estrés, ¿aumentas la ingesta de alimentos (volumen y frecuencia)?

Calidad de sueño

¿Cuantas horas duermes?, ¿El sueño es interrumpido o ininterrumpido?, ¿Es reparador o no?.

Estado de ánimo

¿Cómo te sientes desde el punto de vista emocional?, ¿Estas feliz, alegre, triste?.

Actividad Física

¿Realizas algún tipo de actividad física? ¿Cuál o cuáles realizas? ¿Son de tu agrado? ¿Con que frecuencia en días y horas las realizas?

Las valoraciones con menos puntos, son las áreas donde se trabaja más. Aquellas áreas que estén bien, se trabaja el refuerzo, se resaltan y se le felicita[29].

A continuación, les presento el modelo:

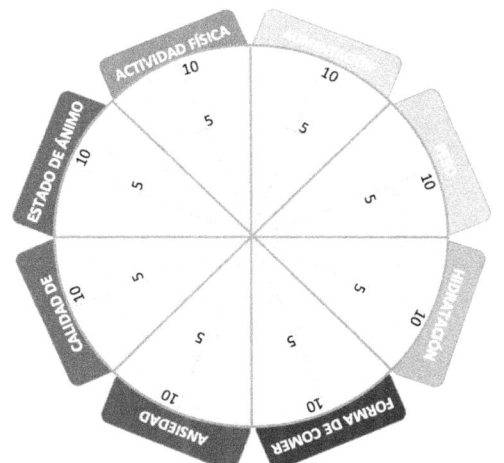

Rueda Nutricional

En definitiva, existen distintos modelos. En ocasiones se pueden incluir otras áreas, también más genéricas. Se obtiene una visión clara y general de lo que está

---

[29] Ver Cómo debe ser el análisis antes de tomar una decisión importante, en: www.bluelawmarket.com

ocurriendo con el cliente o paciente en ese momento, como por ejemplo:

- Carrera-Profesión
- Economía
- Salud
- Familia y amigos
- Pareja
- Crecimiento personal
- Ocio y tiempo libre
- Entorno

El modelo que decidas elegir, pues dependerá de las necesidades individuales.

FODA

El análisis FODA, es una metodología de estudio de la situación de una empresa o proyecto, analizando sus características internas (debilidades y fortalezas) y su situación externa (amenazas y oportunidades), con el objetivo de planear una estrategia de futuro. Proviene de las siglas en ingles SWOT (Strengths, Weaknesses, Opportunities y Threats)[30].

Dicho análisis se realiza principalmente a nivel empresarial, sin embargo, es otra de las herramientas utilizadas en el Coaching de Salud y Nutricional, aplicándolo en aquellas áreas que reflejaron puntuación

---

[30] Ver Elaboración de un análisis DAFO en organizaciones de transportes», en http://www.fomento.es/

más baja en la rueda de la vida o en la rueda de la nutrición.

El FODA, se aplicará entonces en cada área del eneagrama del paciente o cliente. Deberá identificar: fortalezas y limitaciones o debilidades (interno) así como, oportunidades y amenazas (externos), empleando palabras sencillas y frases cortas.

Ejemplo:

Área: Actividad Física (Puntaje 3/10)

- Fortaleza: "Me gusta la danza".
- Limitación o debilidad: "Soy flojo".
- Amenaza: "Las clases privadas de danza son costosas".
- Oportunidad: "En el parque de mi comunidad, imparten clases gratuitas de danza".

El método de FODA, facilitara el cumplimiento de objetivos y metas.

Carta de Empoderamiento

Una vez que el cliente o paciente haya identificado sus debilidades, el siguiente paso es cambiarlas a positivo o a fortalezas. Por ejemplo: "soy flojo", en positivo, "soy activo".

A continuación, realizará una carta de empoderamiento, la cual consiste en escribir tanto sus fortalezas como aquellas debilidades ya cambiadas a positivo, una vez por día, durante 21 días consecutivos o ininterrumpidos. El objetivo, es desprogramar y reprogramar a nivel de subconsciente, brindándole "empoderamiento" al cliente o paciente.

Creencias

Las creencias pueden servirnos como recursos, pero en algunos casos pueden limitarnos.

La mayoría de las personas reconocen que sus creencias pueden afectar a su salud, tanto directamente como de un modo indirecto. Generalmente no es difícil identificar las creencias negativas. Sin embargo, ¿qué podemos hacer para sustituir las creencias negativas por creencias que contribuyan a mejorar nuestra salud?.

Hoy en día, el área médica reconoce que la actitud del paciente es un factor primordial en el proceso de recuperación de la salud. Sin embargo, existen muy pocos métodos explícitos y confiables que permitan ayudar al enfermo a superar su miedo o su apatía y lograr así una "actitud positiva" y congruente.

La Programación Neuro-Lingüística (PNL) nos proporciona un poderoso y atractivo modelo mental y también un conjunto de herramientas de conducta que permiten el acceso a algunos de los mecanismos ocultos de las creencias[31].

Naturaleza de las Creencias

Desde el punto de vista psicológico, el cerebro trabaja con 5 niveles:

---

[31] Ver Dilts R, (1997) Como Cambiar Creencias con la PNL, p 15, 48.

1. Entorno o Ambiente:

Es un nivel básico. Se refiere a nuestro entorno o ambiente, es decir "nuestras restricciones externas".

2. Conducta:

Actuamos en ese entorno a través de la conducta.

3. Aptitudes:

Nuestra conducta está dirigida por nuestros mapas mentales y estrategias = aptitudes.

4. Creencias:

Esas aptitudes están organizadas por los sistemas de creencias.

5. Identidad:

Las creencias están organizadas según identidad.

Entonces, Identidad (¿Quién?) Valores y Creencias (¿Por qué?) Aptitudes (¿Cómo?) Conductas (¿Qué?) Entorno (¿Donde y Cuando?)

El papel de las Creencias

Según Robert Dilts, las creencias se hallan en un nivel distinto al de la conducta y al de las aptitudes, y por lo tanto, no cambian de acuerdo a las mismas normas.

El autor del libro, *"Cambiar Creencias con PNL"*, hace referencia de un ejemplo muy gráfico. Se trata de un relato clásico que describe las anormalidades psicológicas de un hombre que está convencido de que es un cadáver. No come, ni va a trabajar. Todo lo que hace es permanecer sentado, repitiendo que es un cadáver.

El psiquiatra trata de convencerlo de que en realidad no está muerto. Después de estar un buen rato discutiendo, finalmente el psiquiatra le pregunta: "¿Los cadáveres sangran?".

Tras pensarlo un momento nuestro hombre responde: "No, en un cadáver todas las funciones corporales han quedado ya interrumpidas, por lo cual no puede sangrar".

Entonces el psiquiatra le dice, "Bien, vamos a hacer un experimento, voy a tomar una aguja y te voy a pinchar el dedo para ver si sangras".

Como el paciente es un cadáver no puede hacer gran cosa para evitarlo, de modo que el psiquiatra lo pincha con una aguja y la sangre brota al instante. El hombre la mira muy sorprendido y exclama: "¡Maldición! ¡Ahora resulta que los cadáveres sí sangran!".

Es decir, el punto es que cuando tenemos una creencia, ninguna evidencia ambiental o conductual la cambiará, pues las creencias no están basadas en la realidad. Básicamente, el individuo tiene esa creencia en lugar de tener un conocimiento de la realidad.

Las creencias tratan de cosas que nadie puede saber realmente. Si alguien tiene una enfermedad terminal, no sabe si va a recuperarse. No hay una realidad presente que le diga si se va a recuperar o no. Y precisamente porque nadie sabe cuál es la realidad, tiene que creer que va a recuperarse (Dilts, 1997).

Expectativas sobre la propia Eficacia. Relación entre creencias, aptitudes y conductas.

Aunque alguien crea con firmeza que puede adelgazar, es evidente que todos sus kilogramos de más no van a desaparecer de golpe. La fase más crítica coincidirá con el punto de la curva en el cual la distancia entre creencia y comportamiento sea mayor. Luego las creencias se estabilizan y finalmente el comportamiento se eleva también, hasta casi alcanzarlas.

Lo que ocurre algunas veces, es que en esa fase la persona se desanima y sus creencias comienzan a caer. Incluso, es posible que lleguen a descender más allá de su nivel original de competencia, retrocediendo todo el camino avanzado. Esto ocurre mucho cuando la gente intenta adelgazar. Al principio pierden peso durante un tiempo, pero cuando llegan al punto en el que el proceso se estabiliza, sus creencias se desploman. Entonces recuperan todo el peso perdido incluso más.

Es importante comprender que las creencias no tienen por qué ajustarse a la realidad presente. Su finalidad es suministrar una motivación a fin de que el desempeño comience a elevarse hasta alcanzarlas (Dilts, 1997).

Definición de las creencias

Las creencias constituyen una generalización sobre cierta relación existente entre experiencias. De esta manera se puede afirmar que:

1. Una creencia puede ser una "generalización sobre relaciones causales".

Ejemplo:
 ¿Qué crees tú que causa el cáncer?
 ¿Lo causa algo que tú hagas?
 ¿Algo que tú creas?

¿Un componente genético?

2. Una creencia también puede ser una "generalización sobre el significado de ciertas relaciones".

Ejemplo:
Si una persona con cáncer dice: ¿Significa que soy débil? ¿Significa que es como su madre porque ella murió de cáncer?

3. Pueden ser generalizaciones sobre "los límites".

Ejemplo:
Una persona que cree que sus creencias pueden afectar su salud hasta "cierto punto", pero más allá de ese punto ya NO. Importante: entonces, ¿Dónde está el límite?.

Tipos de problemas en las creencias

- Desesperanza
- Sensación de Impotencia
- Sensación de no valer lo suficiente

Desesperanza: Creencia sobre el resultado "No hay nada que hacer". ¿Para qué molestarse ya?

Sensación de Impotencia:

Ejemplo: "Mis amigas tienen un peso perfecto". El individuo dice: "No soy capaz de alcanzar mi peso ideal".

Sensación de no valer lo suficiente.

"Tal vez sea posible, tal vez yo fuera capaz, pero, ¿...lo merezco?, ¿Me lo he ganado?.

Ejemplo: El individuo puede llegar a decir que tal vez no merece salud.

¿Entonces, como se forman estas creencias? ¿Cómo podemos influir en ellas?

Como Coach, todo lo que podemos hacer es "guiarlos". El cambio de las creencias de la persona no depende del Coach. Nuestra meta debe ser solo guiarlos, a fin de que por sí mismos establezcan una creencia nueva.

Las creencias sobre la propia actitud

Creencias - Expectativa de fracaso.

Pensar que se va a fracasar crea una profecía auto cumplida.

Ejemplo: Si después de haber intentado adelgazar 20 veces viene alguien y te dice que con una nueva técnica de PNL perderás definitivamente los kilogramos que le sobran, seguro contestará: Muy bien, pero no va a funcionar, pues hasta ahora nada ha funcionado". Los 20 intentos anteriores son 20 evidencias de fracaso. A eso se le llama creencia.

También existe otro caso: "Si soy capaz de visualizar el éxito, seré capaz de lograrlo".

Visualizaciones: También las creencias afectan las visualizaciones. "Cuanto más claro lo veo, más siento que no vaya a ser capaz de hacerlo".

Convertir el fracaso en creencia.

Por lo general el cliente o paciente siente miedo de intentarlo otra vez.

Diferencia entre estrategia y sinestesia.
Estrategia: Es una secuencia de sistemas de representación.

Sinestesia: Están todos agrupados, y unos se alimentan de otros.

Ejemplo:
El cliente o paciente, en el proceso, tiene al frente de su meta una especie de molécula (o conglomerado de imágenes) denominada fracasos. Es allí donde trabajan las claves de acceso, con el objeto de separarlos y convertirlos en aprendizaje. (Dilts, 1997)

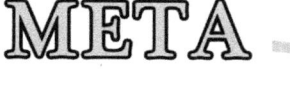 Fracaso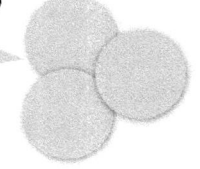

Entonces, en la práctica, a través del ejercicio:

- ✓ Se separan
- ✓ Se visualizan y,
- ✓ Se cambian sentimientos y emociones

Es en este momento, cuando el fracaso deja de ser fracaso y se convierte en aprendizaje.

Importante:

- ✓ Si los errores se ven relacionándose entre sí, parecerán fracasos.
- ✓ Pero si los veo en relación a mi meta o a mis éxitos, son retroalimentación.
- ✓ Durante el proceso, el cliente o paciente puede referir "voces críticas" (Tono de voz negativo). Un ejemplo sería: "No puedes hacer eso". Puedes mantener el contenido, pero se modifica el metamensaje cambiando el tono de la voz, ¿"No puedes hacer eso?" (Incredulidad).
- ✓ Entonces, el mensaje verbal es el mismo, pero lo que importa es el metamensaje.
- ✓ Al cambio de tonalidad se le llama, submodalidad.
- ✓ Luego se forma una nueva molécula.
- ✓ Detrás de la meta se colocan experiencias anteriores que se suponían fracasos (retroalimentacion).

Importante:

Toda creencia es muy posible que incluya algún tipo de combinación o sinestesia de sentidos. Como Coach, nuestra meta debe ser:

1. Descubrir cuál es esa molécula de sentidos.
2. Separar y clasificar sus partes.
3. Reorganizarlas en una nueva relación.

Primera Parte

Paso 1. Identificar Actitud o Creencia Problemática.

Normalmente ocurre en los momentos de crisis, cuando las expectativas y el resultado se encuentran más alejados.

Ejemplo:

Coach: ¿Qué es eso que quieres hacer, pero no lo intentas debido a fracasos anteriores?

Coach: Observa al cliente

-Encuentra posición de los ojos

-Ubica la creencia limitante.

Paso 2. Separar las sinestesias poniendo cada uno de las representaciones sensoriales en la posición ocular según PNL.

Izquierda Arriba: Memoria Visual

Izquierda Abajo: Palabras internas

Derecha Arriba: Imágenes construidas (si las hay)

Derecha Abajo: Sentimientos

Preguntas del Coach:

Sentimiento: ¿Cuál es el propósito de ese sentimiento?
Sentimiento: ¿Cómo sabes que es negativo?
Voz interna: ¿Cuál es su intención?
Voz interna: ¿Cómo podrías combinarla un poco a fin de que se ajustara mejor a esa intención?

Paso 3. Tomar recuerdos visuales e investigar: ¿Hay algo nuevo que puedas aprender de esos recuerdos?

Nota: Ver los recuerdos en relación con recuerdos de éxito y en relación con cada resultado, con la meta.

Paso 4. Conexión con el objetivo y quizás modificarlo (basándome en lo aprendido de los recuerdos).

Segunda Parte

Se toman todas las piezas y se reúnen de nuevo (en la misma estructura), como una meta que estoy segura que si puedo lograr.

Se realiza en dos pasos:

1er. Paso: Descubrir una experiencia de referencia, con un contenido diferente de la meta deseada y asociada con la creencia de fracaso, que ya sé que puedo lograr. Ejemplo: Meta = Estar delgado. Contenido = perder peso.

Pregunta del coach: ¿Que otra meta estas "seguro" que eres "capaz" de lograr en el futuro? Es decir, se toma la seguridad y la confianza de esa otra meta para dársela a la meta actual que es estar delgado.

La clave no es tanto la creencia que lograras esa meta, sino la creencia en tu aptitud para lograrla.

2do. Paso: Debo hacer que todas las submodalidades de adelgazar encajen con las submodalidades de la otra meta (aquella donde vuelca seguridad y confianza)

Significa que se debe mover la imagen de adelgazar al frente (desde arriba a la derecha).

No se está sustituyendo un contenido por otro. Recordar que el contenido no es lo importante. Lo importante es que debo representar a ambos con la misma estructura, a fin de lograr la misma confianza en ambos. Se elabora entonces un mapa mental de esa meta de modo que tenga la misma riqueza y la misma solidez que el mapa de la otra cosa que se está seguro que se puede lograr (Dilts, 1997).

Resumen:

1. Identifica la actitud o creencia problemática.
2. Separa la "sinestesia" (visual-auditiva-cinestésica) poniendo cada representación sensorial en la posición visual "apropiada" según la PNL.
3. Mira hacia arriba ya la derecha (hacia la construcción visual) y visualiza la meta/actitud/creencia deseada.
4. Mira las imágenes de los recuerdos asociados con la creencia y construye una.
5. perspectiva más realista sobre la situación completa mezclando los recuerdos positivos con los recuerdos asociados al problema, a fin de que se ajusten a tu línea del tiempo en la secuencia temporal apropiada.
6. Identifica una experiencia de referencia positiva, es decir, algo que estás seguro que puedes realizar en el futuro.
7. Haz que las cualidades de la submodalidad VAC del objetivo deseado sean las mismas que aquellas

de la experiencia de referencia positiva. (Dilts, 1997)

Ejemplo: Creencias y Coaching Nutricional

Paso 1.

Escribe la creencia limitante de una manera clara y precisa. Por ejemplo: "No puedo dejar de comer".

Paso 2.

Piensa en el diálogo interno que la creó, o del porqué existe, esta creencia. Por ejemplo: "Mi abuelo se murió de hambre".

Paso 3.

Observa el miedo que refuerza esta creencia: "Si adelgazo puedo morirme".

Paso 4.

Intenta recordar experiencias que puedan haber contribuido o causado esta creencia limitante.

Paso 5.

Pasar la creencia a positivo. Ejemplo: "SI puedo y quiero nutrirme de forma balanceada y consciente"

Paso 6.

Elaboración de una imagen.

Paso 7.

Detectar cualidades de esta imagen (Sub modalidades-PNL).

Paso 8.

Tomar una creencia positiva y crear una imagen de ella. Detectar submodalidades.

Paso 9.

Comparación de ambas imágenes (sub modalidades).

Paso 10.

Se toma la creencia original que deseo instalar, y se le agregan las cualidades de la creencia positiva.

Paso 11.

Fijar imagen, con todas las nuevas sub modalidades o cualidades.

Sin duda alguna, el Coaching ofrece un sin fin de herramientas útiles en el área de la Salud y de la Nutrición. En el próximo capítulo, les presento la aplicación de algunas de estas herramientas en un paciente a quien le brindo asesoría medica-nutricional, y sus excelentes resultados.

Capítulo 4

Estudio
Comparación de Casos Clínicos

Para el desarrollo de este libro, fue necesario aplicar el diseño de un modelo experimental para la comparación de dos casos tipo, que sustentará los beneficios del Coaching Nutricional en la pérdida de peso de pacientes obesos o con sobrepeso. A pesar de que la muestra es reducida, representa un posible modelo para el desarrollo de investigaciones futuras referentes al tema. A continuación, se presenta el resumen, destacando los aspectos representativos del estudio.

Durante el período comprendido entre mayo 2016 y septiembre 2016, se realizó un ensayo clínico con un paciente control y un paciente experimental, quienes asistieron a consulta nutricional modalidad online, con el objeto de comparar la adherencia a las pautas nutricionales incorporando técnicas de Coaching, las cuales fueron aplicadas a partir del mes de agosto de 2016.

Control: Paciente femenina, de 42 años de edad, con los siguientes diagnósticos: Sobrepeso por IMC (índice de masa corporal), alto riesgo cardiovascular por GC% (porcentaje de grasa corporal), sin complicaciones asociadas al sobrepeso, quien inicia tratamiento médico nutricional a partir de mayo de 2016, basado en: Indicación de plan nutricional hipocalórico e hiperproteico con restricción de grasas saturadas, colesterol y azucares simples (Entre 900 a 1400 kcal), dividido en 3 comidas principales y 2 a 3 meriendas; recomendaciones nutricionales, entre ellas, actividad física, sin tratamiento farmacológico ni incorporación de técnicas de Coaching. Sesiones o consultas controles semanales (1 vez por semana).

Experimental: Paciente femenina, de 29 años de edad, con los siguientes diagnósticos: Obesidad Grado II o Clase II por IMC (índice de masa corporal, alto riesgo cardiovascular por GC% (porcentaje de grasa corporal), complicado con Síndrome de Ovario Poliquístico, Hiperinsulinismo, Hígado Graso, quien inicia tratamiento médico nutricional a partir de mayo de 2016, basado en: Indicación de plan nutricional hipocalórico e hiperproteico con restricción de grasas saturadas, colesterol y azucares simples (Entre 900 a 1400 kcal), dividido en 3 comidas principales y 2 a 3 meriendas; recomendaciones nutricionales, entre ellas, actividad física. Se incorporan técnicas de Coaching (Método de Grow, Rueda Nutricional, FODA) así como 2 mensajes escritos motivadores semanales (un mensaje de texto y un mensaje vía correo electrónico) a partir del mes de agosto. Sesiones o consultas de control semanal (1 vez por semana).

Variables: Peso, IMC, GC%, circunferencia de cintura, circunferencia abdominal, circunferencia de cadera. En cuanto a la adherencia al tratamiento se midió a través de asistencia a sesiones o consultas controles y pérdida de peso.

CASO CONTROL: sin Coaching		CASO EXPERIMENTAL: con Coaching	
Peso inicial 65.7	Peso actual 67.4 kg	Peso Inicial 91.9kg	Peso Actual 79.5kg
IMC 26.7	IMC 27.3	IMC 39.8	IMC 34.4
GC% 40.2%	GC% 45%	GC% 55.2%	GC% 50.4%
GV 7%	GV 7%	GV 9%	GV 8%
MM 23.9%	MM 21.9%	MM 19.8%	MM 21.7%
C.C 73cm	C.C 76 cm	C.C 102cm	C.C 91cm
C. Abdominal 87cm	C. Abdominal 89 cm	C. Abdominal 111cm	C. Abdominal 96cm
C. Cadera 105 cm	C. Cadera 106 cm	C. Cadera 124cm	C. Cadera 111cm
Peso Ideal 53 kg	Consultas: 6	Peso Ideal 50.8kg	Consultas: 20

Cuadro Comparativo. Sanguino. G (2016)

Análisis:

Comparando las variables entre paciente control y paciente experimental, se evidencia la diferencia significativa en todas y cada una de ellas. Es evidente, que el paciente control no logró cumplir con recomendaciones y pautas nutricionales indicadas, llevando incluso a un aumento de peso en el transcurso del tratamiento, con aumento de grasa corporal, circunferencias y disminución de la masa magra muscular (probablemente por inactividad física o sedentarismo); mientras que, el paciente experimental, a pesar de presentar patologías asociadas a la obesidad además de que requirió la perdida de mayor cantidad de kilogramos, presentó perdida de 12,4kg, con disminución de porcentaje de grasa corporal, grasa visceral, circunferencias y aumento de la masa magra muscular (asociada a ingesta adecuada de proteínas de alto valor biológico y actividad física). Es importante destacar el nivel de compromiso, más allá de los parámetros antropométricos (Peso, IMC, GC%, MM%, GV%, CC, C. Abd., C. Cad), como la asistencia a controles semanales. El paciente control acudió solo a 6 citas en el periodo comprendido entre el mes de mayo y el mes de septiembre, mientras que el paciente experimental, acudió de manera ininterrumpida a todos los controles.

A pesar de que la muestra no es significativa, el modelo sugiere la eficacia de la aplicación de técnicas del Coaching Nutricional en el manejo del paciente obeso o con sobrepeso, generando en él, el empoderamiento necesario para alcanzar su meta, como lo es la pérdida de peso saludable, y en definitiva, evitando el progreso y por qué no, la cura, de patologías asociadas a la obesidad.

Capítulo 5

Incluyendo Coaching Nutricional en la consulta médica y en tu vida

Protocolo: Coaching Nutricional en el Manejo Integral del paciente con Sobrepeso u Obeso

A continuación, les presento las herramientas de utilidad para nuestros pacientes que nos facilita el Coaching, en caso de que usted sea personal de salud o Coach (parte 1 y 2), o bien para una persona a quien se le diagnostico obesidad o sobrepeso o alguna enfermedad crónica no transmisible del adulto (parte 2), presentado las mismas de forma esquemática y sencilla.

Parte 1. Historia Clínica

Evaluación Medico-Nutricional

Parte 2. Coaching Nutricional
- 2.a. Modelo de GROW

Establezca Meta/s u Objetivo/s, empleando el Método de Grow.

Recuerde que la meta debe ser, medible, especifica, tangible y alcanzable.

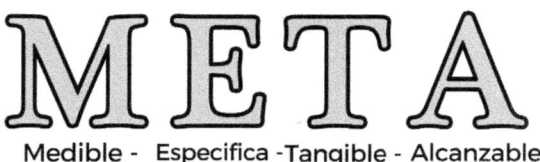

Medible - Especifica - Tangible - Alcanzable

Asimismo, redacte su meta o metas en primera persona, en tiempo presente y de modo positivo.

Una vez que tenga su meta establecida, escriba todo aquello que hará para que esa o esas metas se cumplan, considerando que las metas a corto plazo te conducirán a obtener tu meta principal.

Ejemplo:

Meta: Alcanzo (en tiempo presente, primera persona) mi Peso Ideal Deseado, igual a 52kg, en un periodo de 6 meses.

Metas a corto plazo: Acudir a un especialista en el área de Nutrición Clínica, que diseñe un plan nutricional balanceado ideal para mí.

Cumplir con las siguientes recomendaciones nutricionales:

√ Realizar 3 comidas principales y al menos 2 meriendas.

√ Aumentar la ingesta de agua a 2 lts/día.

√ Masticar lentamente. Consumir mis comidas en un sitio adecuado, donde me sienta relajado.

√ Elegir aquella actividad física que más me agrade o me apasione. La realizaré los días lunes, miércoles y viernes, desde las 7pm hasta las 8:30pm.

2.b. Eneagrama de Salud

Evalúe como están cada una de estas áreas y coloque una puntuación, utilizando la escala del cero (0) al diez (10), siendo cero la mínima y diez la máxima. Indique con un punto.

Posteriormente, una los puntos, formando una figura. Coloree.

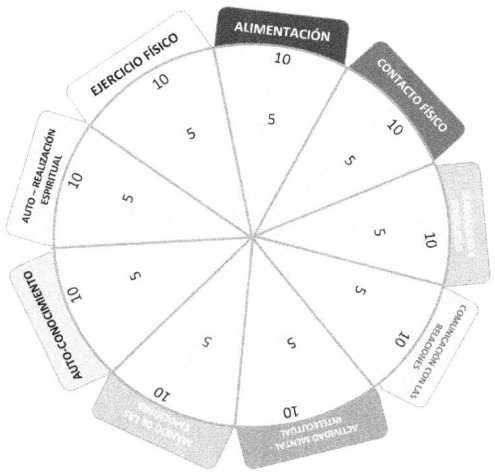

Eneagrama de Salud

2.c. FODA

Utilizando el Eneagrama de Salud, escriba Fortalezas y Debilidades (se refieren a usted) y Oportunidades y Amenazas (se refieren al medio exterior o ambiente) de cada área.

2.d. Carta de Empoderamiento

Elija las debilidades que identifico anteriormente. Ahora llévelas a positivo. Ejemplo: Debilidad – "Soy flojo". Llevando a positivo: "Soy activo".

*Se le indica al cliente o paciente el siguiente ejercicio para su casa:

Escriba todas sus fortalezas, incluyendo aquellas debilidades que cambian a positivo, (Ejemplo: "Soy Activo"), diariamente, durante 21 días.

3. Creencias

Paso 1. Escribe la creencia limitante de una manera clara y precisa.

Paso 2. Piensa en el diálogo interno que la creó, o del porqué existe esa creencia.

Paso 3. Analiza el miedo que refuerza esta creencia.

Paso 4. Intenta recordar experiencias que puedan haber contribuido o causado esta creencia limitante.

Paso 5. Pasar la creencia a POSITIVO.

Paso 6. Elaboración de una imagen.

Paso 7. Detectar cualidades de esta imagen (color, brillo o luz).

Paso 8. Tomar una creencia POSITIVA y crear una IMAGEN DE ELLA. Detectar sub modalidades (color, brillo o luz).

Paso 9. Comparación de ambas imágenes (sub modalidades = color, brillo o luz).

Paso 10. Se toma la creencia original que deseo instalar y se le agregan las cualidades de la creencia positiva.

Paso 11. Fijar imagen, con todas las nuevas sub modalidades o cualidades.

Además se le indica al cliente o paciente el siguiente ejercicio para su casa:

Dedique 10 minutos al día, para realizar el siguiente ejercicio:

Ubíquese en un espacio agradable y cómodo para usted. En silencio, concéntrese en su respiración y realice la visualización de la imagen que logro en el ejercicio de creencias, por unos 10 minutos.

Repita el ejercicio día tras día, hasta completar los 10 días.

Es importante que refuerce esa nueva creencia, en la práctica, a través de la acción. Retese día a día con esta creencia, para así comprobar que ya no le afecta y no le limita.

4. Pauta Nutricional

Se indicará al cliente o paciente, el plan nutricional balanceado, según sus requerimientos calóricos y necesidades nutricionales, tomando en cuenta las preferencias del paciente (siempre y cuando lo conduzca a alcanzar su meta).

Se indicarán recomendaciones nutricionales pertinentes.

Se le recomendarán tres (3) ejercicios al cliente o paciente:

√ Elegir aquella actividad física que más le agrade o le apasione. Una vez elegida, establecer días donde la practicará y horarios.

√ Carta de empoderamiento

√ Visualización de creencia positiva

En el plan nutricional se anexará por escrito, la frase motivadora, que impulse al cliente o paciente a alcanzar su meta o metas.

5. Revisión de la Evolución

1. Evaluación de Medidas Antropométricas y Composición Corporal, como:
- Peso
- IMC (Índice de masa corporal)
- GC% (Grasa Corporal)
- MM% (Masa Magra)

- GV% (Grasa Visceral)
- Circunferencia de cintura
- Circunferencia abdominal
- Circunferencia de cadera
2. Evaluación de recomendaciones nutricionales y cumplimiento del plan nutricional.
3. Evaluación y revisión de aquellas metas y/u objetivos necesarios para alcanzar meta principal (metas a corto plazo).
4. Se indicará un nuevo plan nutricional de ser necesario, y se anexará por escrito, la frase motivadora, que impulse al cliente o paciente a alcanzar su meta o metas.
5. Una vez a la semana, se enviará un mensaje de texto vía telefónica, alentando al cliente o paciente a cumplir con metas planteadas.

CONCLUSIONES

La evidencia científica sustenta la efectividad del Coaching Nutricional en el manejo del paciente con sobrepeso u obeso. El modelo experimental presentado en éste libro, ratifica los resultados encontrados en las investigaciones científicas publicadas hasta entonces. Sin embargo, se necesitan más estudios de larga duración para tener suficiente evidencia de que los resultados de peso se mantienen en el tiempo.

Distintas son las técnicas sugeridas. Para mí, queda a juicio del Coach decidir cuál o cuáles son las técnicas indicadas para cada cliente o paciente.

Fue interesante encontrarme con las conclusiones de algunos autores de referencia, los cuales sugieren la importancia de que los profesionales de la salud que aplican Coaching reciban una formación en Coaching impartida por un centro certificado. Interesante, puesto que en mí, desde el comienzo de mi certificación, ha imperado la necesidad de que el personal de salud se eduque al respecto. Pretendemos hacer Medicina de excelencia basada en la evidencia, sin embargo, muchos se limitan solo a elegir la evidencia que consideran optima según su realidad como decimos en el Coaching, sin evaluar la posibilidad de que existe una realidad amplia y nutritiva más allá de sus propios ojos. Entonces, el sistema de salud de hoy en día... ¿a dónde está llevando a nuestros pacientes?, ¿...es que acaso no conviene el "empoderamiento" del mismo?. Es un llamado a la reflexión y al autoanálisis de mis lectores.

Como ya les he dicho, soy Médico, vivo de ello, al igual que cada uno de ustedes, pago servicios, casa, alimentos, entre otros, sin embargo, les aseguro que la satisfacción más grande -y hablo desde lo personal- es ver a mis pacientes cumpliendo con cada meta planteada, con el objeto final de alcanzar su peso ideal deseado; y si tú, lector, eres uno de mis pacientes, o has sido mi compañero de trabajo, sabes a que me refiero.

La clave definitivamente está en ti, en cada uno de nosotros. Todos tenemos la capacidad para alcanzar lo que nos propongamos.

Jamás imagine poder escribir un libro, y aquí estoy, emocionada redactando mis conclusiones para ustedes. Me planteé un objetivo y lo alcancé. Recurrí al Coaching con la idea de obtener mayores recursos para mis pacientes, y los obtuve. La sorpresa, sin embargo, es que definitivamente generó un cambio en mí. Con seguridad escribiré un segundo libro, para compartir mi experiencia, ya no como profesional de la salud, sino como una mujer que salió de Venezuela buscando libertad y realización profesional.

BIBLIOGRAFÍA

1. Bonal Ruiz R, Almenares Camps HB, Marzan Delis M. Coaching de salud: un nuevo enfoque en el empoderamiento del paciente con enfermedades crónicas no transmisibles. MEDISAN. 2012; 16(5): 773-85.

2. Ball G, Mackenzie K, Newton M, Alloway C, Slack J, Plotnikoff R, et al. Oneon-one lifestyle coaching for managing adolescent obesity: findings from a pilot randomized controlled trial in a real world, clinical setting. Pediatr Child Health 2011;16(6):345-50.

3. Bridges JFP, Loukanova S, Carrera P. Patient empowerment in health care. International Encyclopedia of Public Health. 2008; 5:17-28.

4. Brolin RE. Weight gain after short- and long-limb gastric bypass in patients followed for longer than 10 years. Ann Surg. 2007;246:163-4.

5. Butterworth SW, Linden A, McClay W. Health coaching as an intervention in health management programs. Dis Manage Health Outcomes. 2007; 15 (5): 299-307.

6. Dalle R, Calugi S, Molinari E, Petroni ML, Bondi M, Compare A, Marchesini G. Weight Loss Expectations in Obese Patients and Treatment Attrition: An Observational Multicenter Study. Obesity Research Journal. 2005; 13:1961-1969.

7. Dilts, R. Como Cambiar Creencias con la PNL. 3ra Edición. Editorial Sirio, 1997, Malaga.

8. Garaulet A. La Terapia de Comportamiento en el Tratamiento Dietético de la Obesidad y su Aplicación en la Práctica Clínica. Rev Esp de Obes. 2006; 4: 205-220.

9. Giménez J. 2010. El Coaching nutricional como método para la educación nutricional. Seminario Coaching Nutricional. Master Nutricion y Salud. Universitat Oberta de Catalunya.

10. Giménez J, Fleta Y. (2015). Coaching Nutricional, Haz que tu dieta funcione. España: Debolsillo.

11. Giménez, J, Fleta Y, Meya A. Coaching Nutricional para la pérdida de peso. Nutr Hosp. 2016; 33(1):135-147

12. González L. La Adherencia al Tratamiento Nutricional y Composición Corporal: Un estudio Transversal en Pacientes con Obesidad y Sobrepeso. Rev Chilena de Nutrición 2007; 34: 13-19

13. Latner J. Effective long-term treatment of obesity: a continuing care model. International Journal of Obesity. 2000; 7: 893-898.

14. Ma J, King A, Wilson S, Xiao L, Stafford R. Evaluation of lifestyle interventions to treat elevated cardiometabolic risk in primary care (E-LITE): a randomized controlled trial. BMC Fam Pract 2009;10(1):71.

15. Marcos, J. El método GROW. MK Marketing +Ventas, Nº 257 mayo 2010. Pág. 36.

16. Ma J, Xiao L, Blonstein AC. Measurement of self-monitoring web technology acceptance and use in an e-health weight-loss trial. Telemed J E Health 2013;19(10):739-45.

17. Mechanick JI, Kushner RF, Sugerman HJ, González-Campoy JM, Collazo-Clavell ML, Spitz AF, et al. American Association of Clinical Endocrinologists, The Obesity Society, and American Society for Metabolic & Bariatric Surgery Medical Guidelines for Clinical Practice for the Perioperative Nutritional, Metabolic, and Nonsurgical Support of the Bariatric Surgery Patient. Surgery for Obesity and Related Diseases 2008;S109-84.

18. Mehring M, Haag M, Linde K, Wagenpfeil S, Frensch F, Blome J, et al. Effects of a general practice guided web-based weight reduction program: results of a cluster-randomized controlled trial. BMC Fam Pract 2013;14(1):76.

19. Molins Roca J. Comunicar Salud: el paciente aliado. J Med Econ.2012; 26-29

20. Newnham KC. Motivational coaching: Its efficacy as an obesity intervention and profile of professional coaches [PhD thesis]. Ontario: The University of Western Ontario; 2011.

21. O'Connor J, Lages A. (2005). Coaching con PNL. Barcelona: Ediciones Urano, S. A.
22. Rimmer JH, Wang E, Pellegrini C, Lullo C, Gerber BS. Telehealth weight management intervention for adults with physical disabilities. Am J Phys Med Rehabil 2013; 92 (12): 1084-94.
23. Semano O, Luis. Abandono del Tratamiento Dietético en Pacientes Diagnosticados con Obesidad en un Consultorio Privado de Nutrición. Nutr. clín. diet. hosp. 2011; 31(1):15-19
24. Simmons LA, Wolever RQ. Integrative health coaching and motivational interviewing: synergistic approaches to behavior change in healthcare. Glob Adv Gealth Med 2013;2(4):28-35.
25. Sherwood NE, Crain AL, Martinson BC, Hayes MG, Anderson JD, Clausen JM, et al. Keep it off: A phone-based intervention for long-term weight-loss maintenance. Contemp Clin Trials 2011;32:551-60.
26. Sherwood NE, Crain AL, Martinson BC, Anderson CP, Hayes MG, Anderson JD,et al. Enhancing long-term weight loss maintenance: 2 year results from the keep it off randomized controlled trial. Prev Med 2013;56:171-7.
27. Wolever RQ, Simmons LA, Sforzo GA, Dill D, Kaye M, Bechard EM, et al. A systematic review of the literature on health and wellness coaching: defining a key behavioral intervention in healthcare. Glob Adv Health Med 2013;2(4):38-57.

E-grafía

- Obesidad y sobrepeso [Internet] WHO Media centre [citado 29 de Julio de 2016]. Nota descriptiva 311. Disponible en: http://www.who.int/mediacentre/factsheets/ fs311/es/.

- Suarez, M. Herramientas del Coaching Nutricional – Modelo de Grow. Recuperado de: https://www.youtube.com/watch?v=nrZ9ulu9dGw

- Suarez, M. Herramientas del Coaching Nutricional – La Rueda dela Nutricion. Recuperado de: https://www.youtube.com/watch?v=SErU7nv7TsY

- Joaquín Casanovas Sanz. Cómo debe ser el análisis antes de tomar una decisión importante».

- Ministerio de Fomento de España. Elaboración de un análisis DAFO en organizaciones de transportes».

- Asamblea General de Naciones Unidas. Declaración Política de la Reunión de Alto Nivel de la Asamblea General sobre la Prevención y el Control de las Enfermedades No Transmisibles [citado 29 de Julio de 2016]. Disponible en: http://www.un.org/es/comun/docs/?symbol=A /66/L.1

- Jova Morel R, Rodríguez Salvá A, Díaz Piñera A, Balcindes Acosta S, Sosa Lorenzo I, Pol De V, Van der Stuyft P. Modelos de atención a pacientes con enfermedades crónicas no transmisibles en Cuba y el mundo. MEDISAN. 2011; [citado 29 de Julio de 2016]; 15(11). Disponible en: http://bvs.sld.cu/revistas/san/vol_15_11_11/san121111.htm)

- Obesity (Silver Spring). 2010 Oct;18(10):1938-43. doi: 10.1038/oby.2010.27. Epub 2010 Feb 18. Maladaptive eating patterns, quality of life, and weight outcomes following gastric bypass: results of an Internet survey. Kofman MD1, Lent MR, Swencionis C.

- Papapietro V, Karin. Reganancia de peso después de la cirugía bariátrica. Rev Chil Cir [online]. 2012, vol.64, n.1, pp.83-87. ISSN 0718-4026. http://dx.doi.org/10.4067/S0718-40262012000100015.

ANEXOS

Se elabora una encuesta de cinco (5) preguntas, de respuestas cerradas (si o no), cuyo objetivo fundamental fue evaluar el nivel de conocimiento sobre Coaching Nutricional, así como el nivel de empoderamiento de la enfermedad (sobrepeso u obesidad) y la necesidad de adquirir nuevas herramientas para el mismo.

Dicha encuesta se aplica a una muestra igual a cincuenta (50) pacientes (n=50) con diagnóstico de obesidad y/o sobrepeso (según IMC), quienes recibían tratamiento nutricional convencional (Dietoterapia) o a quienes se les practicó cirugía para la obesidad (Bypass Gástrico o Gastrectomía Vertical) y recibían asesoría nutricional post-cirugía. Dicho instrumento fue aplicado en un reconocido Centro de Control de la obesidad médico-quirúrgico de la ciudad de Caracas, Venezuela.

Encuesta y Análisis de los Resultados

1 ¿Sabes que es el Coaching Nutricional?

Sí__ No__

Un 36,72% de la muestra, respondió no saber que es el Coaching Nutricional, versus un 14,28% que respondió de manera afirmativa, lo que nos lleva a la conclusión del desconocimiento que existe sobre esta novedosa y útil práctica. En este punto, tenemos en nuestras manos, el poder para informar, comunicar y educar, tanto a pacientes con enfermedades crónicas no transmisibles del adulto, así como al personal de salud, más allá de que la muestra no incorporó dicho personal, con respecto a nuevas alternativas que potencien la adherencia a los tratamientos y pautas médicas. (Ver Grafica Número 1).

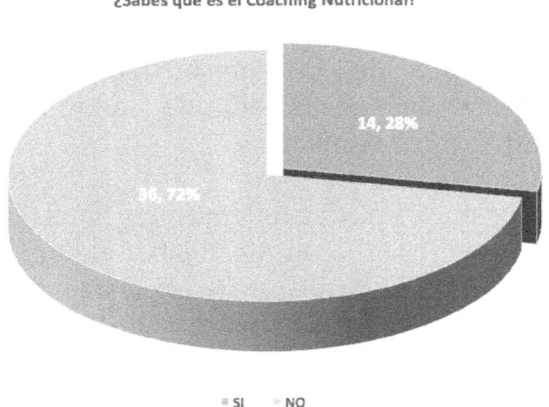

¿Sabes que es el Coaching Nutricional?

2 ¿Has seguido con facilidad las pautas o recomendaciones nutricionales sugeridas por un Médico Nutrólogo o por un Nutricionista Clínico?

Sí__ No__

Un 37,74% de la muestra, respondió haber seguido con facilidad las pautas o recomendaciones nutricionales sugeridas por el Medico Nutrólogo o por un Nutricionista Clínico. Una de las posibles razones que justifican este resultado, es que parte del protocolo en el manejo de estos pacientes del Centro, es recibir asesoría psicológica obligatoria, antes y después de habérsele practicado la cirugía. Asimismo, los especialistas en el área de Nutrición de dicha institución, insistimos en la importancia del apoyo psicoterapéutico en pacientes que reciben tratamiento convencional o Dietoterapia, más allá de que la Psicoterapia difiere en algunos aspectos con el Coaching. Por otro lado, para nada es despreciable que, a pesar de estas medidas ya mencionadas, aún existe un porcentaje importante de pacientes (13,26%) que no siguen las pautas o recomendaciones nutricionales sugeridas por el especialista. Sería interesante y de gran utilidad, incorporar en esta población nuevas estrategias de Coaching Nutricional, llevándolos a adquirir el empoderamiento necesario y clave para alcanzar un estado de salud óptimo. (Ver Grafica Número 2).

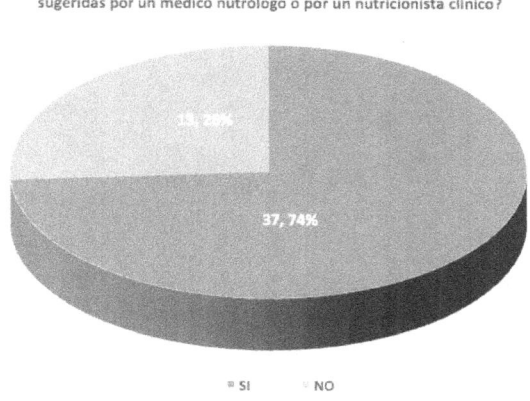

¿Has seguido con facilidad las pautas o recomendaciones nutricionales sugeridas por un médico nutrólogo o por un nutricionista clínico?

3 ¿Tienes conocimiento de que es el sobrepeso y la obesidad y cuáles son los riesgos de padecerlas?

Sí__ No__

Un 44,88% de los pacientes respondieron si, pues tienen conocimiento de que es el sobrepeso y la obesidad así como sus riesgos, en contraposición con un 6,12%. Desde mi óptica resulta interesante, si comparamos resultados con la pregunta número 2. No solo basta con informar al paciente sobre conceptos médicos, epidemiológicos, riesgos, entre otros, para que se logre en el cliente o paciente el "empoderamiento" necesario para alcanzar un estado de salud óptimo. Se puede tener entonces el conocimiento, sin lograr el empoderamiento de la enfermedad. (Ver Grafica Número 3).

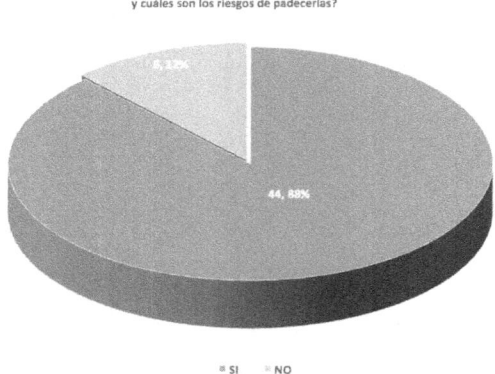

4 ¿Te gustaría tener a tu disposición nuevas herramientas que te permitan alcanzar tu peso ideal, de manera saludable?

Sí__ No__

El 100% de la muestra respondió de manera afirmativa, reflejando la necesidad de apoyo e incorporación de nuevas herramientas, como las que ofrece el Coaching en el área de la salud, en el proceso de pérdida de peso. (Ver Grafica Número 4).

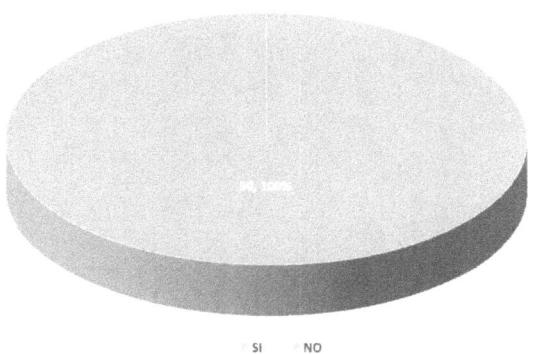

¿Te gustaría tener a tu disposición nuevas herramientas que te permitan alcanzar tu peso ideal, de manera saludable?

5 ¿Te gustaría tener mayor control o empoderamiento del sobrepeso o la obesidad para lograr alcanzar tu peso ideal, de manera saludable?

Sí__ No__

La totalidad de la muestra (100%) respondió querer tener mayor control o empoderamiento del sobrepeso o la obesidad para lograr alcanzar su peso ideal, de manera saludable. (Ver Grafica Número 5).

¿Te gustaría tener mayor control o empoderamiento
del sobrepeso o la obesidad
para lograr alcanzar tu peso ideal, de manera saludable?

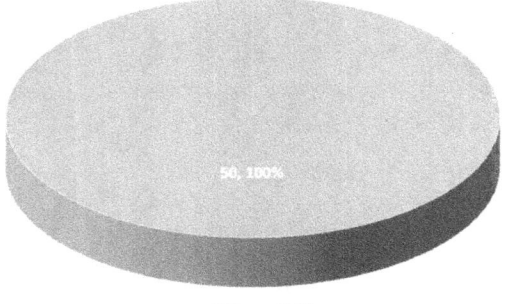

SI   NO

SOBRE EL AUTOR

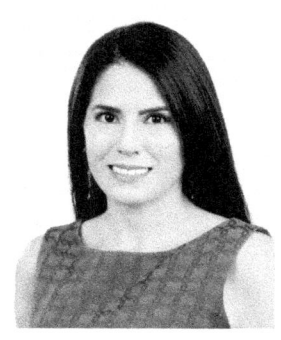

Geraldine Sanguino es Medico venezolana, egresada de la Universidad Central de Venezuela, en el año 2004. Obtuvo su título de especialista en Nutrición Clínica (2008), otorgado por la Universidad Simón Bolívar. Desde entonces, se ha dedicado al manejo médico y nutricional de pacientes con obesidad y sobrepeso, con y sin cirugía o procedimientos Bariátricos.

Actualmente, se encuentra fuera de su país, fuera de su zona de confort, se encuentra en un proceso de redescubrimiento y crecimiento desde el ser a través del Coaching.

Es una mujer, que viene de una familia con obesidad y enfermedades crónicas no transmisibles del adulto. Ha sido testigo, del empoderamiento en alguno de ellos y del no empoderamiento en otros.

La obesidad se considera la pandemia del siglo XXI. Para el año 2014, la Organización Mundial de la Salud, presentó cifras sorprendentes. Más de 1900 millones de adultos mayores de 18 años, padecían de sobrepeso (39%), y de ellos, más de 600 millones de adultos mayores de 18 años, eran obesos (16%).

En sus prácticas clínicas como médico especialista en Nutrición Clínica, ha visto con preocupación, como un porcentaje importante de pacientes con sobrepeso y obesos -tanto aquellos que eligen la Dietoterapia o el tratamiento convencional, como aquellos que eligen procedimientos bariátricos- tienen poca adherencia al tratamiento y a pautas nutricionales y médicas. Abandonan con prontitud los controles o seguimiento, sin alcanzar su meta u objetivo (perder peso, hasta alcanzar su peso ideal deseado). Asimismo, un porcentaje importante de pacientes posterior a practicarse una Cirugía Bariátrica (cirugía de la obesidad), pueden tener "re-ganancia de peso", a pesar de haber modificado, en la mayoría de los casos, la anatomía y fisiología de su tracto gastrointestinal. Las revisiones son claras en sus conclusiones. Por un lado, el paciente carece de información con respecto a la enfermedad y a la evolución de la misma, y por otro, se han identificado factores asociados, como psicológicos y conductuales y poca adherencia a pautas nutricionales.

Existen diferentes terapias basadas en el cambio de comportamiento usadas para conseguir una mayor adherencia de los pacientes que desean perder peso. Una de ellas es el Coaching en Salud (CS), que enfocado a los hábitos alimentarios se conoce como Coaching Nutricional (CN). El CS es un enfoque que ha emergido durante los últimos 15 años para ayudar a los pacientes a implementar acciones relacionadas con su comportamiento y su estilo de vida que mejoren su salud, fomentando la responsabilidad respecto del cuidado de uno mismo.

A través de este libro, pretendo brindarles nuevas herramientas por medio del Coaching (de la mano con el tratamiento convencional, médico o quirúrgico), al paciente con sobrepeso u obesidad, para alcanzar su meta, es decir, peso ideal deseado, a través del empoderamiento, que no es más que adquirir el poder y la independencia por parte del individuo para mejorar su situación actual. Descubrirás, que todos los recursos necesarios, están dentro de ti.

Mis Contactos

Puedes contactar conmigo para dudas, preguntas o consulta individual por:

Web: www.geraldinesanguino.com
Email: drageraldinesanguino@gmail.com
Skype: drageraldinesanguino

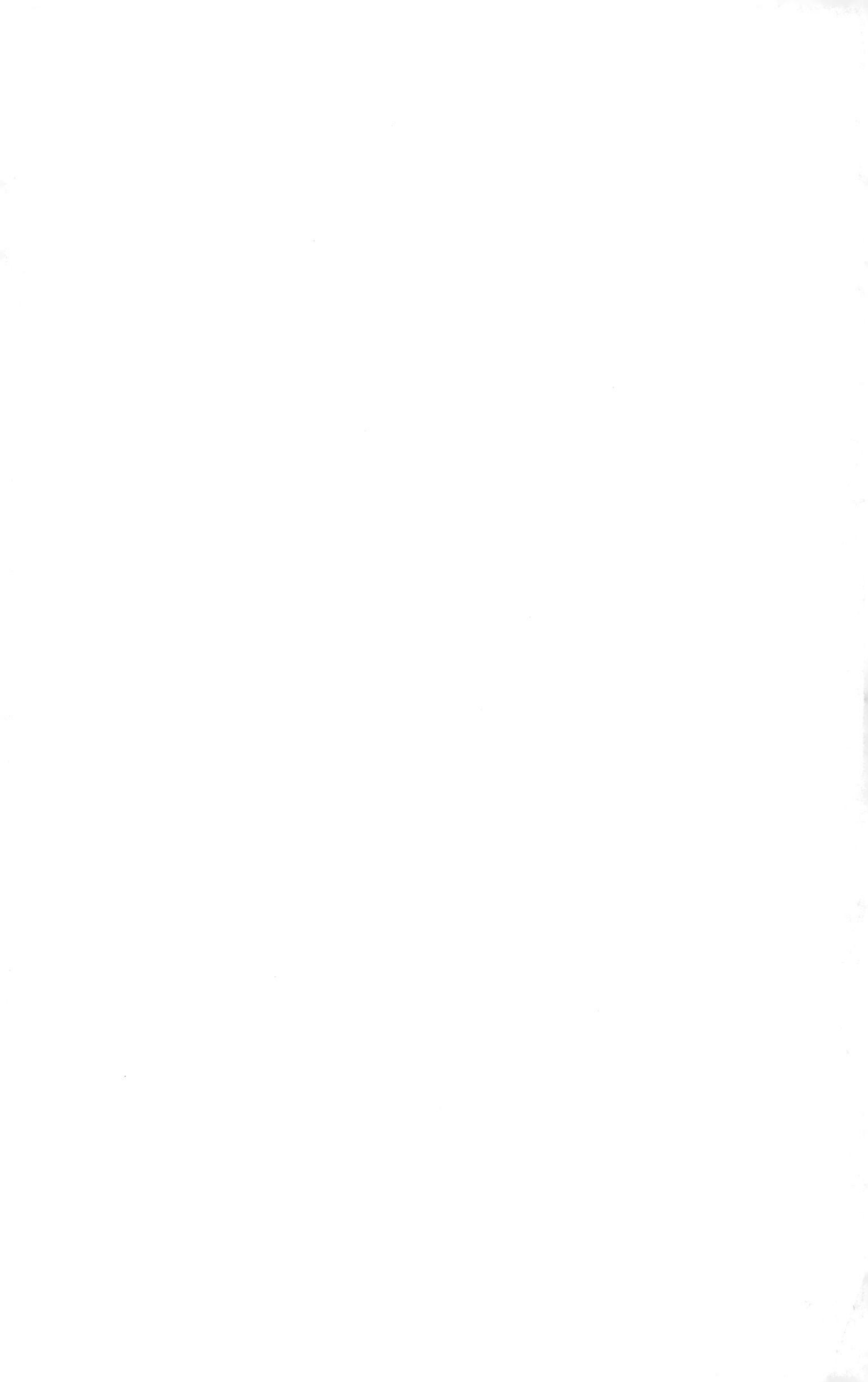

www.ingramcontent.com/pod-product-compliance
Lightning Source LLC
Chambersburg PA
CBHW070106210526
45170CB00013B/761